U0137060

健康百諺

這樣做 健康又長壽

李恆有、顧代明 編

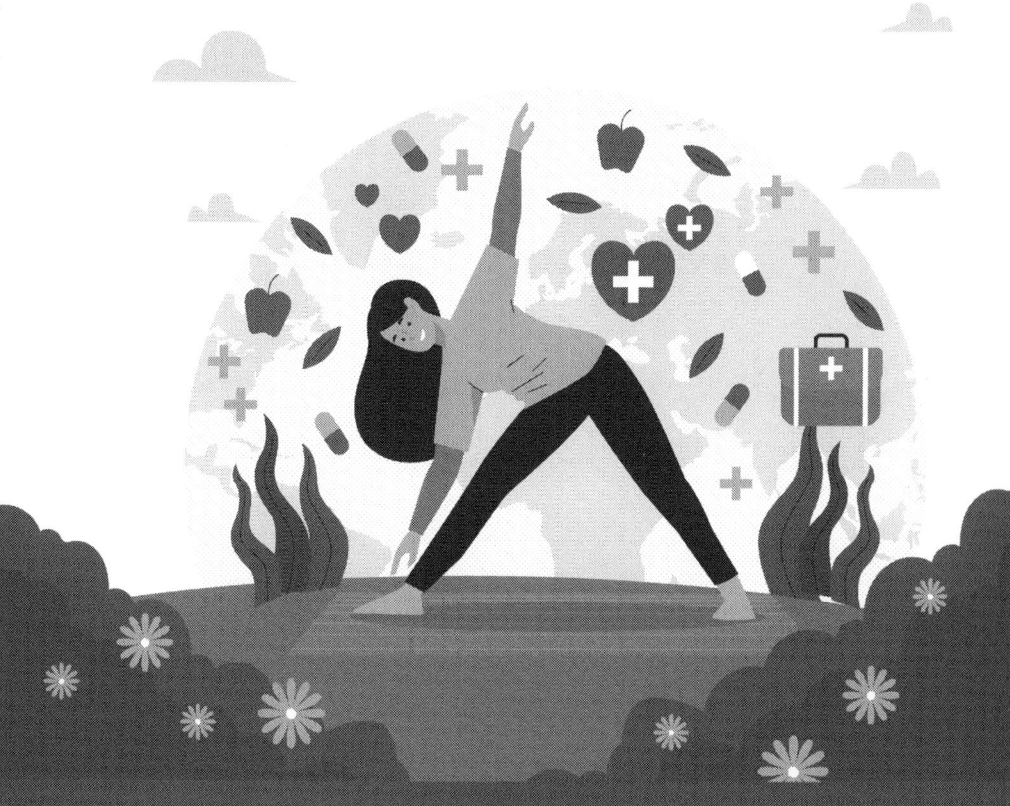

讀懂一條 健康一生

一百條健康諺語，一百個溫馨的祝福。

健康，對於任何人來說都是至關重要的，

健康是第一財富，千萬不要

「前三十年用命賺錢，後三十年用錢買命」。

前言

健康，對於任何人來說都是至關重要的，「健康是第一財富」，千萬不要「前三十年用命賺錢，後三十年用錢買命」。在中國這塊古老的土地上，流行著許許多多的健康諺語，並未因爲時光的流逝而失去光彩，相反的，越來越得到人們的重視。

這是爲什麼呢？

「健康諺語」深入淺出、通俗易懂，讀起來朗朗上口，用起來簡單有效，顯示出極大的生命力。在老百姓心中，「健康諺語」有詩詞般的意境，有符咒般的靈驗，可見諺語具有極爲深厚的群眾基礎。

特別值得說明的是：經過現代科學發現，很多健康諺語都是最精煉的科學概括，是人類在長期實踐中總結出來的智慧精華，眞所謂「最清的水是泉水，最精煉的話是諺語」。

中國的健康諺語數不勝數，內容豐富，涉及面廣，實用性強，是一筆既實用又科學的寶貴財富。我們對此進行精心挑選、認眞梳理、分門別類，用最新的科學知識加以闡述，力求做到「簡單實用，科學有效」。

一九九二年的「維多利亞宣言」指出，健康有四大基石：合理膳食，適量運動，戒菸限酒，心態平衡。

我們根據這種理論，把《健康百諺》一書分爲四個部分，這就是——第一大基石：平衡心態；第二大基石：合理膳食；第三大基石：適度運動；第四大基石：改良習慣。

爲什麼做這樣的調整呢？其主要理由是：

第一，按照保健觀點，心理是一個人是否健康的關鍵所在，只要把心態調整好了，很多疾病都能有效地加以預防，不少疾病都能不治而癒。特別是隨著醫學科學的發展，很多疾病都能治癒，而現在還沒有特效方法的疾病，常常都是由於心理問題引起的。因此，調整好心態，就等於打下了健康的第一大基石。

第二，「維多利亞宣言」中的「戒菸限酒」，我們改爲「改良習慣」，主要是因爲「戒菸限酒」是一種習慣，可是所指範圍較小，不能概括更多的習慣。並且，其他三大基石都是概括性的，「戒菸限酒」最好以概括性的說法爲宜。

在《健康百諺》中，我們一直在強調「預防爲主」、「防重於治」的理念，健康諺語的最大特點不是如何治療疾病，而是如何提高身體素質，如何有效預防疾病。

怎樣使用《健康百諺》？

第一，只要照著本書每一條去做，你就能擁有健康。比如曾國藩有「臨睡洗腳，食後千步」的養生秘訣，在今天仍有很大的現實價值。

第二，只要讀一讀這些諺語，你就能夠獲得一種意境，獲得一種觀念。「千保健，萬保健，心態平衡是關鍵」，不僅朗朗上口，而且言簡意賅，能過目不忘。

第三，只要翻一翻這本書，你就能改正一些不良習慣，使你獲得健康秘訣。很多人——特別是孩子，什麼開發智力的藥都吃了，可是卻「江山依舊在」，其原因就是「吃飽了撐的」。因此，明白了「若要百病不生，常帶饑餓三分」、「寧可鍋中存放，不要肚子飽脹」等諺語，一切問題就迎刃而解。

《健康百諺》把最古老的經驗與最先進的科學相結合，是「健康工程系列」之一種，願這本書能夠給你的健康帶來福音！

第一大基石：平衡心態／19

第二大基石：合理膳食／89

第四大基石：改良習慣／231

目錄

第一大基石

平衡心態

在所有的健康處方中，心態平衡為第一要務。其作用超過了一切保健措施和保健品。有了心態平衡，才有生理平衡；有了生理平衡，神經系統、內分泌系統、免疫功能、器官代償功能才會處於最佳狀態，疾病才能減少。誰掌握了心態平衡，誰就掌握了健康的金鑰匙，誰就掌握了生命的主動權。

1.千保健，萬保健，心態平衡是關鍵

一個人應該有一個樂觀的心態，這是對正常人的基本要求，健康諺語「千保健，萬保健，心態平衡是關鍵」，說出了健康的關鍵。

心態平衡，首先要樂觀。樂觀能夠促進健康，美國科學家透過十五年的研究，進一步證實了這一論斷。

從一九八六年開始，肯塔基大學的神經學教授大衛・斯諾登，對聖母修女學院的六百七十八位修女進行跟蹤研究，每年都對這些修女進行體檢。

研究結果顯示，年輕時樂觀積極的修女，年老時很少患老年癡呆症。這是由於樂觀的人壓力小。相反地，容易焦慮、經常動怒的人，老年後更容易患中風和心臟病。

斯諾登還仔細閱讀了一百八十位修女在二十多歲時寫的自傳，結果發現：樂觀向上的修女在自傳中愛用「幸福」、「快樂」、「愛」、「滿意」、「充滿希望」等積極的辭彙，她們比那些悲觀的修女平均多活十年。

美國明尼蘇達梅奧醫院對八百多人進行了三十年的跟蹤研究，發現情緒樂觀的人的生存率遠遠高於預期值，情緒悲觀的人實際壽命與預期壽命相比，提前死亡的可能性高達19％。

觀察發現，情緒樂觀的人很少產生憂鬱情緒，在尋醫或接受治療等方面比較積極，很少出現自怨自艾的傾向或「在劫難逃」的想法。

賓夕法尼亞大學心理學系的馬丁・塞利格曼教授說：

悲觀情緒早期就能加以確認，也可以改變，所以情緒容易悲觀的人可以參加簡短的訓練計畫，永久改變他們對不幸事件的思慮，從而降低罹患疾病乃至死亡的風險。

一個好的環境能夠給人帶來好心情。事實說明，積極、樂觀、善良的人常會遇見貴人，獲得好的機會，擁有好的財運。有幽默感的人，一般都有令人羨慕的人際關係。這樣的人常常都是成功者，值得信賴。朋友是一面鏡子，交什麼樣的朋友，你就有什麼樣的心情，這是經過實踐檢驗的。千萬要記住：如果你的朋友中有傻瓜或混蛋，暫時可能給你帶來一些微不足道的好處，可是最終你是要跟著他倒楣的。

心理學家研究發現，跟喜歡賭博的人交往，自己肯定潛在一種嗜賭性，可能在不自覺中，這種嗜賭性就會激發出來；跟愛好讀書的人來往，你可能很快就會受到感染而從書中獲得無窮的樂趣……

除了人，環境、空氣也會影響情緒，因此，保持環境通風、明亮，也是獲得樂觀的好方法。

只要在大腦中經常保持正面的信念，相信自己健康愉快、關愛別人，就會得到別人的關愛，認識自己的價值，你不想快樂都困難。

快樂不過是一種感覺，是對生命的美好體驗。孩子一般都很快樂，夏天在沙灘上建城堡，冬天在雪地裡堆雪人，他們都會感到欣喜萬分。對孩子來說，快樂是多麼簡單而易得啊！

可是，任何人都不可能一輩子當孩子，任何人都要長大。長大了就要工作，要事業，要愛要恨。

我們發現，現在社會上，大多數人追尋的成功模式是「Do-Have-Be」：寄希望於透過努力（Do）來獲取一份成就（Have），最終實現快樂與幸福的目標（Be）。而實際上，這是「千軍萬馬搶過獨木橋」、「引無數英雄競折腰」，只有少數「幸運兒」能達到這種境界！

從健康角度出發，「過去事已滅，未來事未至，安活在當下」，這是通往成功快樂之路的不二法門，這個成功的模式是「Be-Do-Have」：先成爲快樂的人（Be），帶著快樂的感覺去創造（Do）快樂的結果（Have）。這種模式，人不僅能夠實現自己的目標，更重要的是能夠充分享受整個生命的過程！

快樂沒有任何附加條件，是上天賦予每個人的權力。快樂是人生的選擇，快樂就在你的心中！每一年，每一天，每一刻，快樂都能夠在你的生命中流動！

把工作當成一種理想，爲了實現理想，即使遇到困難，你也會感到快樂。把痛苦當成一種磨練，經過磨練，你的人生才能昇華，你也會感到快樂。只要你開闊心胸，你就能夠在逆境面前昂首挺胸，就會感到快樂！

2. 怒傷肝，喜傷心，悲憂驚恐傷命根

在中國的很多地方都流傳著「怒傷肝，喜傷心，悲憂驚恐傷命根」、「過憂傷身，過喜傷心」等健康諺語。這是絕對中國化的產物，因爲，這種說法的依據是中醫。

《內經》說：

百病生於氣，喜則氣緩，悲則氣消，寒則氣收，熱則氣泄，恐則氣下，憂則氣亂，勞則氣耗，思則氣結，怒則氣逆。

人有五臟，化為五氣，以生喜怒憂悲恐。喜怒憂悲恐之發耶，發而皆中節，則九竅俱生；喜怒憂悲恐之發耶，發而皆不中節，則九竅俱死。

中醫認爲，人有七情：喜、怒、憂、悲、思、恐、驚。喜通心，怒通肝，憂通肺，悲、思通脾，恐通腎，驚通心與肝。如果七情太過，就會損傷五臟，即怒傷肝、喜傷心、思傷脾、憂傷肺、恐傷腎，因此有「怒傷肝，喜傷心，悲憂驚恐傷命根」的說法。

如果七情不調，疾病就容易侵害人的身心。

中醫認爲，春天養肝，夏季養心，長夏養脾，秋季養肺，冬季養腎。春季怕怒，因爲怒傷肝。夏季不能過喜，要注意防思，思慮傷脾。秋季養肺，不要悲傷。冬季情緒要穩定。

爲什麼說「怒傷肝」呢？

一個人如果大發雷霆，血液就會往上沖，剎那間臉紅脖子粗，旋即血液急遽下降，臉色轉爲青白，這就是血紅素因血液之下降所致。經常發怒的人，常常氣得渾身發抖，連話都說不出來。這股怒氣鬱結在肝裡，如果不及時排出來，時間長了，必然會損害肝的健康。

爲什麼說「喜傷心」？

按理說，喜悅本來能使人氣血調和、精神振奮，有益身心。可是什麼事情都有個度，超過了這個度，勢必影響身心健康。

「喜傷心」最明顯的例子就是「暴喜」，即突如其來的「驚喜」，會給人一種強烈刺激，交感神經馬上興奮起來，釋放大量腎上腺素，心跳加快，血壓升高，呼吸加促，體溫上升……，如果超過人的適應能力，就會造成體內紊亂、高血壓、心臟病等，有的甚至血管破裂、心臟驟停。

范進中舉，大喜過望而精神失常；牛皋活捉金兀朮，過喜而喪生……

因此，即使大喜臨門，也不要「得意忘形」，細細思量，不過如此！

明朝龔廷賢《勸善良方》說：

夫氣失其平謂之疾，則氣失之偏者亦謂之疾。今人有過不喜，人規諱疾，忌醫者多矣。然為人大要不過孝悌忠信禮義廉恥八者而已。余於暇日撰擇二十四味良藥，著立一方，名「千金不易丹」，令人日服一劑，每服用屋漏水、新良薑同煎，其味深長最宜詳玩。又以是八者成口占八絕，臨服時歌以咽之，勤嚼細服，厥疾自瘳矣。謹奉四方賢士，慎勿以良藥苦口而不服，自甘於疹疾也已。

〈千金不易丹〉

為父要梔子；為子要香附；

為母要蓮子；為子要知母；

為兄要地榆；為弟要撫芎；

為臣要鐘乳；為官要荊芥；
夫妻要合歡；媳婦要慈菇；
朋友莫阿膠；妯娌莫辛夷；
為人要君子；待人要枳實；
存心要厚樸；貽謀要遠志；
鄉鄰要李仁；貧窮要甘遂；
為富莫狼毒；臨財莫枸杞；
義理要決明；讀書要官桂；
往事要蓯蓉；遇事要蜀葵。

靜下心來認眞細讀這首〈千金不易丹〉，最好背誦下來，對你的健康一定會有積極影響的。

3.要活好，心別小；善制怒，壽無數

如果你希望健康快樂的生活，那麼就敞開心胸吧；如果你希望長壽百年，千萬不要發怒。健康諺語說得好，「要活好，心別小；善制怒，壽無數」。

爲什麼這樣說呢？因爲發怒對健康的危害是很嚴重的。

中醫認爲，怒生於肝，肝氣旺的人容易發怒，如《內經》說：「大怒則形氣絕，而血菀於上，使人薄厥。」

發怒會導致人體氣血運行紊亂，臟腑功能失調，引起中風、頭痛、昏厥、吐血等疾病，嚴重者還可能因暴怒而斷送性命。

意願和活動遭到挫折而產生的勃發粗暴的情緒，可以分爲惱怒、憤怒、大怒和暴怒等，這些都是有害健康的負面情緒。

研究發現，人在憤怒時，交感神經興奮性增強，心跳明顯加快，每分鐘可達一百八十至二百二十次，有的甚至更快。同時血壓急劇上升，所以患有高血壓病、冠心病的人，發怒時常可使病情加重，甚至導致死亡。發怒時的呼吸也比平時快，一般人每分鐘十六至十八次，而憤怒時增快到每分鐘二十三次左右。這樣肺從血液中吸取的二氧化碳，就會超過身體所製造的二氧化碳量，出現手指麻木的現象。

研究證明，人在發怒的時候，唾液成分會發生化學變化，胃出口處的肌肉驟然收縮，整個消化道處於痙攣狀態，因此進食時感到味道變異、飲酒覺酸，還會有腹部疼痛等不舒服的感覺。

美國史丹福大學曾經進行過這樣一個實驗：把一根管子一頭通到鼻子裡，一頭通到冰水裡，觀察十分鐘。如果冰水的顏色不變，證明是心平氣和的；如果內心感到慚愧，冰水的顏色就會變成白色；如果是惱怒，冰水的顏色就會變成紫色。把這種紫色的水注射到小老鼠體內，只需要二至三分鐘，小老鼠就死了。

因此，如果你希望健康，就千萬不要發怒。

怒氣上升，大腦就會大量分泌腎上腺素荷爾蒙。如果怒氣不減，就會馬上分泌出去甲腎上腺素。這些荷爾蒙都具有收縮肌肉的能量，身體會瞬間收縮，出現打架鬥毆前的那種緊張狀態。

荷爾蒙引起血管收縮，導致血流不暢，血管末梢缺氧，組織極度緊張。氧氣就要馬上過來補充，爲了充分地發揮作用，過來補充的氧變成了活力強大的活性氧。

活性氧能夠放出很大的能量，對活動肌肉、消滅細菌都是有好處的，此時如果打架，保證威力很大。可是情況往往是這樣，雙方都劍拔弩張的時候，往往很難打起來。這樣，活性氧能量最終無處發洩，就只好與脂肪結合在一起，產生一種叫過氧化脂質的老化物質，這種物質「精力充沛」，不斷向身體的健康因子發動進攻，於是人就會生病，就會衰老。

我們知道，動物之所以很少生各種各樣的病，就是因爲動物不會發怒後加以克制而製造出多餘的活性氧，牠們只有在需要活動肌肉的時候才會活動。比如蛇，只在肚子餓餓、需要攫取食物時才活動身體，這時，牠所需要的荷爾蒙是腎上腺和去甲腎上腺系統的荷爾蒙，不會造成對身體的影響。

人感覺到精神緊張，也會分泌毒性荷爾蒙，生成活性氧。這個活性氧生成的老化物質，可能引起動脈硬化，也會侵害健康因子，使人產生各種各樣的疾病。現在已知與活性氧有關的疾病有動脈硬化、癌、腦溢血、心肌梗塞、胃潰瘍、過敏等。

比如癌症：活性氧與水結合後生成過氧化氫。過氧化氫再與氨結合在一起，就會變成單氯胺，這是一種強烈的致癌物質。

平時愛動肝火、憂鬱煩惱的人，最容易得動脈硬化、心臟病、癌症等，這與造成或增加精神緊張的環境有著密切的關係。

人一旦受到斥責或生氣，心裡窩火或煩躁不安，過氧化氫就會與體內的鹽分結合，產生漂白粉。漂白粉是一種劇毒物質。

4.心胸寬大能撐船，健康長壽過百年

心胸豁達的人一般都比較健康，這是因爲這些人心情愉快，不易生病，就是生了病，也具有強大的抵抗力，因此民間諺語說「心胸寬大能撐船，健康長壽過百年」，意思就是心胸豁達有利於健康。

人非聖賢，孰能無過，金無足赤，人無完人，這些是一個人學會寬容的基礎。心寬的人身體健康，而心胸狹窄的人會疾病纏身，甚至早死。

醫學研究證明，寬容對健康非常有利。

荷蘭有人進行了這樣一項研究：讓七十一名大學生，分別採用寬容和非寬容的態度，來回憶一個自己受傷害的情景，首先採取非寬容的態度，大約十六秒後放鬆一段時間，然後採取寬容的態度。

要求學生在非寬容期間，回憶事件的全部過程，回憶受到不公正的待遇和自己當時的感受，回憶持續怨恨的感覺。

研究結果發現，在非寬容期間，學生們的平均心率從每四秒一・七五次增加到二・

六次，血壓在四秒一個週期的研究中，升高了二·五毫米汞柱。在採取寬容態度進行回憶時，他們的心率每四秒平均下降了〇·五次。

所以，不論是遇到什麼情況，你都不要發怒，要心胸豁達一點，寬容不僅對其他人來說是一種客氣的表示，而且對寬容者本人的健康也是有利的。

一個人遇到不順心的事時，是採取寬容的態度，還是「匹夫見辱，拔劍而起」呢？《憤怒的殺手》一書的作者，杜克大學的雷德福德·威廉斯博士說，研究顯示，皮質醇是引起人發怒的壓力激素，它會導致心臟營養血管內膜破損和撕裂，如果人長時間憤怒，這種破損和撕裂就難以得到修復，會引起心臟病發作。頻繁且長期的憤怒會減弱人體對疾病的抵抗力，使人更容易患癌症。

心理學家提出：以下七種方法可以幫助人們保持樂觀心態。

1. 豁達法

人有很多煩惱，心胸太狹窄是主要原因之一。爲了減少不必要的煩惱，一個人應該心胸寬闊、豁達大度，遇到事情不要斤斤計較。平時要開朗、合群、坦誠，這樣就可以大大減少不必要的煩惱了。

2.鬆弛法

具體做法是：被人激怒以後或感到煩惱時，應該迅速離開現場，進行深呼吸，並配合肌肉的鬆弛訓練，甚至還可以進行放鬆訓練，採用以意導氣的方法，這樣就可以逐漸進入佳境，使全身放鬆，摒除內心的私心雜念。

3.制怒法

要有效地制止怒氣是不容易的。就一般情況而言，克制怒氣暴發主要依靠高度的理智。比如在心中默默背誦傳統名言「忍得一日之氣，解得百日之憂」、「將相和，萬事休」、「君子動口不動手」等。萬一克制不住怒氣，就應該迅速離開現場，在親人或朋友面前發洩一番。傾訴憤憤不平的怒氣之後，自己應該儘快地平靜下來。

4.平心法

一個人應該儘量做到「恬淡虛無」、「清心寡欲」，不要被名利、金錢、權勢、色情等困擾，要看清身外之物，還要培養廣泛的興趣愛好，陶冶情操，充實和豐富自己的精神世界。

5.自脫法

爲了保持心態健康，應該經常參加一些有益於身心健康的社交活動和文體活動，廣交朋友，促膝談心，交流情感。也可以根據個人的興趣和愛好來培養生活樂趣。每個人都應該做到勞逸結合，在工作和學習之餘，常到公園遊玩或到郊外散步，欣賞一下鄉野風光，體驗一下大自然的美景。

6.心閒法

有一句話這樣說，「眼底無私天自高」，一個人只要有閒心、閒意、閒情等，就可以消除身心疲勞，克服心理障礙，保持健康的心態。

7.健忘法

一個人要健康，要善於忘形、忘勞、忘懷、忘情、忘年。

忘記煩惱，可以輕鬆地面臨再次的考驗；忘記憂愁，可以盡情地享受生活所賦予的種種樂趣；忘記痛苦，可以擺脫糾纏，體味人生中的五彩繽紛。忘記他人對你的傷害，忘記朋友對你的背叛，忘記你曾被欺騙的憤怒、被羞辱的恥辱，你就會覺得自己已變得豁達寬容，活得精彩。

5.要想健康快活，學會自己找樂

人生不如意的事十有八九，如果整天被那些不如意的事糾纏著，那人活著還有什麼意思呢？我們常說沒有天上掉餡餅的美事，同樣地，也沒有天上掉快樂的「童話」。因此，要想健康快活，學會自己找樂，須知，快樂和煩惱都是自找的。

何達在《快樂的思想》中說：

做每一件事情，都給它一個快樂的思想，就像把一盞盞燈點亮。砍柴的時候，想著的是火的誕生；鋤草的時候，想著的是豐收在望；與你同行，想著我們有共同的理想；跟你分手，想著會師時候的狂歡。

任何人都希望擁有快樂的生活，因此任誰都應該培育快樂情緒。快樂一旦形成了思想和理念，健康人生便有了真諦和泉源。

如果說快樂是一棵樹，那麼，環境就是快樂的土壤。自然環境、社會環境、人文環境，不管其優劣程度如何，都會直接或間接地影響著人的情緒。可是，千萬記住，環境是被動的、客觀的，而人是主觀的、能動的，人要隨著環境的變化而變化，尋找自己的快樂。

如果說快樂是內心的一種感受和體驗，那麼心靈就是獲得快樂的根鬚，因爲「境由心造」。其實，環境是無所謂快樂還是痛苦的，全憑心靈的根鬚去吸收、傳輸、轉化。如果你心中有太陽，你能夠接受溫暖；如果你的心中是寒冰，你接收到的就只能是一塊塊冰冷的石頭。

人的一生，「百行德爲首」，因此，只要始終保持良好的道德境界，就能坐得正、行得端、使人敬仰、快樂長駐。

要想獲得快樂，下面的方法值得借鑑：

1.讀書找樂

古人說：「至樂莫如讀書。」透過讀書來獲得快樂，這是古今中外很有效的好方法。讀書是一種特殊的心靈交流，是在跟聖人交談。只要能夠細心品嘗，就一定能回味無窮。

2.助人為樂

做一件好事，你建了一座橋樑；「救人一命，勝造七級浮屠」。希望工程在向你招手；救助一個失學兒童，你就是在爲國家分憂……，只要眞誠付出，就會快樂綿綿。

3.運動添樂

無論是工地上的體力勞動者，還是辦公室裡的腦力勞動者，都應該積極參加體育鍛鍊。在運動之中，雖然大汗淋漓，卻格外酣暢。

4.交友融樂

與你的朋友分享你的快樂和痛苦，這樣痛苦就只剩一半，快樂會成爲兩倍。沒有朋友，你是孤獨的，有了友誼，你就會快樂。

6.妻賢夫病少，好妻勝良藥

最爲重要的精神「營養素」就是愛心。童年時代，愛主要來源於父母；少年時代，夥伴、師長之愛加入愛的行列；到了青年時代，情侶、夫妻之愛占據著重要地位；而人到中年，有了更多的社會責任，因此，愛心就顯得很重要。俗話說：「妻賢夫病少，好妻勝良藥」。

「愛」這種感情十分豐富：情愛、關懷、安慰、鼓勵、獎賞、讚揚、信任、幫助、支持等都是愛的表現，愛自己、愛別人、愛社會等都是愛的行爲。一個人如果長期不給別人愛，或長期得不到別人——尤其是自己親人——的愛，心理上會出現不平衡，進而產生障礙或疾患。擁有一片愛心，就擁有了健康的保證。慈愛心一片，對世界充滿愛，這是做人的基本要求。

夫妻之愛對心理平衡有著很重要的作用，誠如《增廣賢文》中的心理健康諺語：「妻賢夫病少，好妻勝良藥」，說的就是這個道理。夫妻之愛不僅有助於家庭和睦，也有助於健康。

心理學家和醫學認為，愛情是雙方思想感情上的和諧，是心理活動上的一種相互補充，兩情繾綣的幸福歡樂，使這種心理轉為生理上的反應，從而使雙方體內分泌出一些有益於健康的物質。反之，相互嫌棄、討厭，甚至敵視，則會分泌出一些不益於健康的物質，損害健康。

許多人都知道愛情使人美麗，但是可能人們還不知道愛情會使人健康。正如一位專家所說：「多年來，醫學界忽視了愛情是防治疾病、保持健康與健美的一個重要因素，這是令人非常遺憾的。」

有人說：愛是緣分的輪迴、因果的循環，所謂：「百年修得同船渡，千年修得共枕眠」。

有人說：愛是一個胖乎乎的名叫丘比特的小傢伙並無惡意的惡作劇；他長著翅膀飛來飛去，朝人間舉弓亂射，於是世上便有了這許多癡男怨女。

愛情是我們生命中最強烈的情感經歷。然而，在相當長的時間裡，人們無法解釋它為什麼會發生，為什麼於千萬人中於千萬年間，我們遇到的是這個人而不是那個人？

最近幾年，由於神經科學的進步，人們才注意到：事實上，人類的種種激動的情緒，來源於我們體內一些確切的生物化學反應，而這些反應的產生，都有賴於我們身體中存在的一些神經介質，它們使得神經細胞，即神經元之間可以互相交流，於是，就有了愛情來臨時的種種徵候。愛情，實際上是一種絕妙的分子，由人類神經系統一連串奇妙的生物化學反應生成。

愛情使人健康的秘密何在呢？

由於大腦科學的進步，科學家發現相愛行動之後的最初徵兆是心跳加快、呼吸急促、瞳孔放大，這些都是腎上腺素作用的結果，是一種由腎上腺分泌出的神經介質。人們與愛人相處時爲什麼感到特別幸福，就是這時人的大腦和垂體分泌出腦內嗎啡，這些分子令人有欣慰的感覺，它們能讓人廢寢忘食、不知疲倦。

英國科學家發現，當人墜入愛河，愛人或被愛時，能有效提高自身的免疫力，不易患感冒。反之，失戀者免疫力處於低谷，易患感冒。科學家還證實，在生活中缺乏愛情的人，比起愛情美滿的同齡人，罹患憂鬱症、狂躁症、失眠症、性變態、性壓抑等心理疾病的危險性至少大於50％。

德國專家做出統計：夫妻生活和諧者，患癌症的危險性小於夫婦失和者50％。據日本厚生省統計：離婚的夫婦與愛情美滿的夫婦相比，男人壽命平均短十二歲，女人短五歲；喪偶者當年因病死亡的機率比同齡人高十倍以上；經歷離婚的人，其患病率要比愛情美滿的人高出十二倍。

現代醫學研究證實，眞正的愛不但能促進人的健康，還能創造出許多美麗的人間奇蹟。

許多研究證明，人在愛和被愛時，體內免疫功能最重要的T細胞處於最佳、最興奮、最健康活潑的狀態，以致病毒無法入侵。

美國加州大學對愛情幸福型和愛情不幸型的兩組人進行了十年的大量研究，發現前者患病率極低，後者極高。那些遠離親人之愛，處於孤獨、哀傷、失望和痛苦境地的人，極易引發各類疾患，甚至導致許多社會問題。

相反地，愛情幸福的人們，心理健康促成了生理健康，其人腦會產生一種持久性快感的「內啡呔」物質，促使精神更充實，心情更愉快，身體更健康。這種良性循環的不斷累積，能使一些癱瘓病人再次站起，垂危病人重獲生機。

另外，眞正愛情的作用對人的形象、氣質、膚色、容顏的微妙、神奇作用，也經過許多的科學論證。心寬體胖、紅光滿面、又白又嫩，肯定來源於丈夫的體貼、溫愛和呵護；憔悴不堪、瘦骨嶙峋、萎靡不振，一定是遭受生活、疾病、愛情的打擊或不幸。

醫學也反覆證明，只要夫妻有極其和諧的親密感，把愛看作是生活和歡樂的泉源，體內代謝的激素酶、乙酞膽鹼，雄、雌性激素便會大量分泌，血流量增多，新陳代謝的滲透性更旺盛，皮膚營養得到改善，更具彈性、紅潤和光澤，尤其使女性容顏更嬌嫩，甚至更溫柔，更富氣質和誘人的魅力。

有人提出，熱烈的——即青春化的——相互追求思戀，是讓老年人身心年輕的「奇效神藥」。這一觀點引起了西方不少健康專家的關注。

不少專家認爲，老人對異性的熱烈追求，作爲一種良性的強烈心理渴求，可以透過中樞神經對機體分泌激素和增強某種神經組織的功能來實現。比如可以促使甲狀腺素和腎上腺素適當增加分泌量，和強化大腦神經肽的功能，因而使機體能夠加快新陳代謝，延緩組織器官的老化，增強免疫系統的抗病毒能力，增強心血管系統的能力，保持較強的生命力等。這些對於老人延緩衰老顯然有非常重要的價值，甚至在某些情況下，能使「生命時鐘逆轉」，產生「返老還童」的功效。

時下，在西歐、北美，「老人熱戀增壽」已成爲熱門話題，許多老人協會、沙龍、俱樂部等已呼籲老人，回歸青春時代，再次投身熱戀。到了晚年，很多人都會身體欠佳、力不從心，各種機能退化，感覺、知覺遲鈍，聽力視力減退，逐步喪失勞動能力，開始需要別人照顧。同時，也需要別人更多的關懷、同情、陪伴。

老年人要求得到感情上的交流，特別希望與子女、親友、夥伴一起談家常、談往事、娛樂等。所以，讓老年人講講過去生活中有趣的事，年輕人談談外面的新鮮事，豐富老年人的精神生活內容，這樣就會使老人心理上得到一種滿足。

老年人也需要愛情。隨著社會的進步，老人再婚已逐漸受到社會的支持。心理學家認爲，老人喪偶後再婚，這是對老人孤獨的一種很好的解脫辦法。俗話說得好：「老伴，老伴，老了有個伴」，老夫妻相互有個感情的依託，生活的照顧，有利於老年人的心理平衡和健康。

調查資料表明，夫妻共同生活時間越長，越有助於健康。「少年夫妻老來伴」，是指老年人無論在生理上，還是在心理上，與年輕人一樣需要得到異性的關心和體貼。

7.禍從口出，病由心生

大概每個人都知道「禍從口出，病從口入」，可是，很多人可能不瞭解「病由心生」。「病由心生」同樣應該引起我們的高度注意。

心理因素之所以會影響身體內臟器官功能，一般是透過情緒活動起作用的。積極的情緒對人體活動有促進作用，能夠提高勞動效率，身心保持健康狀態；而消極的情緒，如憤怒、怨恨、焦慮、憂鬱、恐懼等，強度過大，持續過久，可能導致神經活動機能失調。由於情緒變化會引起人體內的化學物質（交感神經素）的改變和大腦功能的改變，因而會引起某些內臟生理功能和病理形態方面的變化。

植物神經是最能表現情緒的器官之一。一個人情緒不好時，就會引起消化功能紊亂，胃部肌肉就會強烈收縮而引起胃部疼痛，有時候還會發生消化性潰瘍。

情緒與心血管、肌肉、呼吸、泌尿、新陳代謝、內分泌等功能，都有著密切關係。當情緒激動達到高潮的時候就是憤怒。一個人憤怒的時候，植物神經系統的交感神經就會極度興奮，因而大量釋放腎上腺素而引起心跳突然加快，血壓急速升高。遇到這種情況，如果患有高血壓，就容易導致腦血管破裂，引起腦溢血；如果患有冠心病，就會引起冠狀動脈強烈收縮，引起心肌梗塞而危及人的生命。

情緒的不穩定可以引起蕁麻疹。情緒長期不穩定，就會干擾大腦對皮膚的調節功能，因而引起皮膚陣發性劇癢，皮膚就會出現苔蘚狀變化，而發生神經性皮炎。

心理因素對疾病的發生、發展和轉化都起著重要作用，心態障礙可以引起生理障礙，而心理、生理出現障礙，就形成了疾病。這樣的疾病就需要心身醫學進行治療。這種治療方式改變了傳統的生物醫學模式，提出了嶄新的「生物——心態——社會」醫學模式。

心身醫學的發展歷史時間不長，可是世界各國的專家日益重視。可以預見，心身醫學將成為受人關注的重要學科，發展前景遠大。

學會釋放不良情緒就是心態養生，透過精神狀態的調整，達到身體健康的目的。最近一段時間以來，開發國家在臨床上廣泛運用「心理學治療法」，取得了很好的效果，成為繼外科手術和發現抗生素之後的又一次醫學革命。

「心理學治療法」的核心內容，就是提倡不累積「感情勢能」。心理上受到的外界刺激，一定要與承受力保持平穩。感情的激升或感情的失落，都會使人處於心態失調狀態，造成「感情勢能」，「感情勢能」的「能量」超過一定限度，就會造成生理代謝紊亂、免疫功能降低，引發疾病或加重某些疾病的病情。

現代醫學心理學研究證實，現代人的感情釋放受到心態因素、社會環境、人際關係、情緒交流、物質條件等多方面的輻射影響，一旦失落感占上風，就會削弱人的生理機能，致使各種致病因子肆虐，損害身體健康。

中外醫學家和心理學家一致認為，胃病及十二指腸潰瘍、心血管疾病、腦血管疾病、某些精神病和癌症，主要是由精神因素所誘發或導致惡化，即「感情損傷」起了重要的作用。

醫學家與心理學家們一直在告誡人們，必須重視心理衛生，任何情況下都要做到樂觀處世、平衡心態，在氣悶難受、心靈創傷太大時，不妨哭笑一番，將「感情勢能」釋放出來，求得精神上的解脫。

一位女孩腹痛，經過多方面檢查，也沒查出任何疾病。可是她腹痛沒有停止，並且身體越來越差，境況一日不如一日。看到這樣的情況，醫生決定為她做剖腹探查手術。

手術後，女孩被告知是蛔蟲症，並給她看了從腹中取出的幾十條蛔蟲。從此，這位女孩腹痛消失，身體也逐漸好轉了。

有一天，這位女孩聽到兩個護士無意中議論，說她其實什麼病也沒有，醫生只不過在她的肚皮上淺淺地劃了一個傷口並縫了幾針，給她看了不知從哪裡弄來的蛔蟲。

女孩聽了這樣的議論，腹痛再次發作，茶飯不思，最後早早去閻王那裡報到了。

不少疾病都是心病引起的，「病由心生」這句話很有道理。因此，我們應該知道：保持樂觀健康的心態很重要，藥和營養品只起到外因作用，樂觀健康的心態才是健康的內因。

8.好人健康，惡人命短

魯迅說：「無論古今，誰都知道，一個人如果一味地放縱自己，十惡不赦，就是天天喝三鞭酒也無效。」民間有健康諺語：「好人健康，惡人命短」、「心懷鬼胎，苦悶短命」，說的就是這個道理。

要獲得心態平衡，最簡單而有效的方法就是老老實實做人、認認眞眞做事。正如健康諺語所說：「爲人不做虧心事，半夜敲門心不驚」。有的人道貌岸然，擺著一副正人君子的面孔，暗地裡卻做些不可告人的勾當，眞是「滿口仁義道德，一肚子男盜女娼」。

做人不要有僥倖心理，不要以爲自己做的事情「天衣無縫」。事實上，「要想人不知，除非己莫爲」。即使這種人僥倖逃脫法律的處罰，可是卻時時接受著自己心靈的審判，良心必然會大大不安。這種人必然做賊心虛、焦慮不安。長此以往，就會導致機體功能發生改變，使各系統的功能活動失調，自然難保健康之體。

希望延年益壽，必須把品德修養放在首位，正如宋人邵雍所說：「始知行義修仁者，便是延年益壽人。」

美國科學家調查研究的結果，與上述的說法不謀而合。美國密西根州大學對二千七百多人進行長達十四年的跟蹤調查，發現「善惡」影響人的健康和壽命。

他們研究的課題是：「社會關係如何影響人的死亡率」。研究發現，一個樂於助人和與他人相處融洽的人，預期壽命顯著延長，在男性中尤其如此；相反地，心懷惡意、損人利己，且和他人相處不融洽的人，死亡率比正常人高一．五倍；那些性格孤僻，行動異常的人，死亡率比正常人要高。

科學家解釋說，施捨善心，能夠激發受施者的友愛和感激之情，而施者從中獲得內心溫暖，能緩解在日常生活中常有的焦慮。

經常行善還有益於增強人體免疫系統。

在哈佛大學的一次試驗中，受試者看了一部記錄美國婦女終生在加爾各答救助窮人和殘疾人的片子。受試者被故事情節感動了，隨後進行的受試者唾液分析表明，他們免疫蛋白的數量比看記錄片前增加了，而這種抗體能防止呼吸道感染。

與此相反，一個心臟病常發作又對他人懷有敵意的人，心臟冠狀動脈堵塞的程度就大；視別人爲敵人的人，憤怒往往一觸即發，暴跳如雷，易使血壓升高，甚至釀成高血壓。至於貪污受賄和盜竊之類的人，因做賊心虛，易失眠、煩躁、精神壓力很大，這種人的壽命比大多數人短。

洪昭光教授說過，經研究證明，廉潔有益健康，腐敗導致死亡。這從科學的角度說明了爲非作歹是要付出健康代價的。

那些做壞事的人之所以短命，很大程度上是因爲被心中的「鬼」折磨死的。因此，「爲人莫做虧心事，半夜敲門心不驚」，希望身心健康，就要多行善事。

做好事，行善心，不是一件困難的事情，每個人都可以採用這種方法來促進自己的身心健康。

9.性格開朗，疾病躲藏

俗話說，有一千個觀眾，就有一千個哈姆雷特，人和人之所以不一樣，主要是由人的性格決定的。有些人性格開朗，活潑大方，有些人性格憂鬱，離群索居。醫學研究發現，一個人的性格對身體健康有很大影響。

在臨床上常出現這樣的情況：癌細胞不經特別治療就自行消失的人，大都性格開朗、無憂無慮；高血壓、冠心病的患者常常因爲急躁、激動而使病情加劇，也因爲心境平和、情緒穩定而病情好轉；患了胃潰瘍病，常常會引起患者憂鬱、焦慮，憂鬱和焦躁又會使病人的胃潰瘍疼痛加劇。

性格樂觀開放的人即使得了胃潰瘍，潰瘍面癒合也較快。性格脆弱者會因爲一次精神上的打擊而發生精神病；而性格堅強、處之泰然的人，則不會因爲這些事情發病。

人生活在紛紜繁複的世界上，經常會遇到一些不順心的事，小則令人生氣，大則惹人動怒。一般來說，生氣發怒乃是一種正常的感情宣洩，怒過了，心情會慢慢趨於平靜。所以，輕微發一點怒，並算不了什麼大事。

可是，萬事萬物皆有度，發怒也不例外。一不能經常發，二不能過分，特別是步入老年，就更應該注意疏導和理順自己心中的氣流。

從人體保健學上看，老年人尤其要注意「制怒」。人老了，生理器官的機能都在減退，血管在硬化，血脂在增高，心臟日趨脆弱，腎上腺素減少，肝功能遠不及年青時那樣康健強盛。而「怒」是一團噴出的火，是一柄呼嘯出鞘的劍。俗話說「怒不可遏」、「怒從心起」，怒一突破理智的防線，猶如裂空而出的閃電，是以燒灼自己生命健康爲代價的。

研究證明，現在人們在精神上承受的壓力比以往任何時候都大，因此導致了許多心理疾病的出現。

爲了擺脫心理壓力，必須找出產生壓力的根源並予以解決，增強自己的抗壓能力，勇敢面對挫折和壓力。

10.房寬地寬，不如心寬

有這樣一條健康諺語：「房寬地寬，不如心寬。」意思是，一個人即使有再多的房子、再多的地、再多的錢，如果心胸不夠豁達，不懂得寬容，就不會感到幸福快樂。很不幸的是，有很多人不懂得寬容的好處，常常對一些人和一些事耿耿於懷，雞蛋裡挑骨頭，不會善待他人，也不會善待自己。

寬容，中國古人稱之爲「恕」，不僅是一種「付出」，而且還是一種「收穫」，那就是具有寬容心態的人能夠獲得健康。

寬容是健康的調節閥。在社會交往中，吃虧、被誤解、受委屈時需要寬容，對他人的冒犯和失誤需要寬容，對自己的過失也需要寬容。

寬容是一種良好的心理品質。它不僅包含著理解和原諒，更顯示著氣度和胸襟、堅強和力量。

寬容可以消融心中的堅冰，驅散凝聚不散的愁雲。寬容的人心平氣和，不妄動肝火，不找煩惱，更不會斤斤計較，因此寬容的人常常都很快樂。

寬容他人，善待自己，生活中的酸甜苦辣就能轉化爲五彩繽紛的樂章。

寬容他人，這是比較容易做到的，可是寬容自己，很多人就很難做到了。這樣的人不是不需要自我寬容，而是對自己要求太高，凡事追求完美，時時都不放鬆自己。於是他們奮鬥再奮鬥，在奮鬥中淡忘了妻子的撒嬌，淡忘了兒女的笑聲，自己也不再有快樂的歌聲，他們可能會取得成功，但他們大多是不快樂的。

其實，完美是不存在的，很多事只要能夠完整就相當不錯的了。希望人人都對自己滿意，那是不現實的，只要部分人滿意就行了。

以下幾點可以幫助你寬容自己：

1.不必什麼事都要考慮周全再發言，對於一般的事，已經說出的話就不要再計較了，更不能患得患失。

2.再大的事，只要方向正確了，就立即行動，而不需要做好詳細計畫再行動。要像魚雷一樣，發現目標，立即發射，在運行中根據目標進行調整。

3.不要過於苛求自己。有意識的自我批評、自我分析、自我反省是必要的，但如果不斷地自我批判，或者對已經發生的行爲無休止地分析，最終的結果只能是失敗。

心理壓抑的人常常對自己要求太高，以至於沈溺在自我批評中，無論做什麼事情，不管是多麼簡單的舉動，事後總會對自己說：「我眞不該這樣做」、「也許我不該這麼說」、「也許別人會有錯誤的理解」等等。

大腦科學家對這樣的人說：請不要再這樣折磨自己了！

4.養成大聲講話的習慣。一般來說，說話聲音細小的人屬於飽受壓抑的人。這種人常常給人缺乏自信的印象。因此，感到壓抑的人說話的時候，應該儘量提高自己的音量，但是千萬注意不要讓別人覺得你是在大聲喊叫，或讓別人認爲你已經憤怒了。

研究證明，大聲說話是釋放壓抑情緒的有效方法之一，可以調動全身15%的力量，使人能舉起比在正常情況下更重的重量。在舉重場中，我們經常看到運動員發力的時候大喊一聲，其道理就在這裡。

科學實驗對此的解釋是，大聲叫喊能釋放壓抑，調動全部潛力，包括那些受到阻礙和壓抑的潛力。

5.直接表露自己的愛憎好惡。壓抑的人既害怕表現壞的情感，也害怕表現好的情感。表示愛情，擔心別人說他自作多情；表示友誼，怕被當做阿諛奉承；稱讚他人，又怕人家把這當做虛僞逢迎，或者懷疑他別有用心。正確的做法是，不必考慮這些否定的反饋訊號，每天至少誇獎三個人，如果喜歡某人做的事、穿的衣服或說的話，就應該讓別人知道。

有這樣一副對聯：

開口便笑，笑古笑今，凡事付之一笑；

大肚能容，容天容地，於人何所不容！

仔細玩味一下，你的心就會寬起來！

11.人有童心，一世年輕

英國研究人員對早衰者作過調查，發現約76%的早衰者，在生理衰老之前都先出現了心理衰老，如暮氣感、老朽感等。所謂「人有童心，一世年輕」，要想年輕，保持一顆年輕的心至關重要。老年人要想保持一顆童心，不妨找一個「忘年交」。

「忘年交」就是不管職業、輩分、性別而交的一個朋友。你可以和這樣的朋友推心置腹、無話不談。這種朋友有使老年人萌發童心的神奇功效。因爲青年人有憧憬未來、奮發向上、朝氣蓬勃、進取心強的特點，經由交往，對老年人有潛移默化的影響，使老年人產生愉快、輕鬆、充滿希望的情緒，甚至出現青春重返現象。這種感覺十分有益於預防心理衰老。

美國肯塔基大學營養學教授大衛·斯諾登，透過十五年對衰老和老年癡呆症研究，得出一個結論：現在孩子壓力太大，這是不好的，因爲，一個人青少年時代的快樂影響到他的將來。一個人在年輕時期如果能保持一種積極心態，將來就可能少生病，甚至可以延年益壽。

斯諾登教授說：

人們很早就知道病態的情緒狀態，如果壓抑或懷有敵意，就有可能引發疾病。我們認為，消極的情緒狀態，如緊張、憎恨或生氣，如果持續下去，或者每天都重複幾次，對人體將會產生累積的負作用，到了老年，極有可能導致心臟病或中風。

一般人都知道，身體的生長發育需要充足的營養，如蛋白質、脂肪、糖、無機鹽、維生素和水等。事實上，心理營養也非常重要，「人有童心，一世年輕」。如果一個人嚴重缺乏童心，他的衰老速度就會加快。

12. 笑一笑，十年少

英國偉大的作家莎士比亞說：「如果你在一天之中沒有笑過，那你這一天就算是白活了。」

中國人最熟悉不過的，可能要算「笑一笑，十年少」這個健康諺語了。是的，「笑一笑，少一少；惱一惱，老一老」、「生氣催人老，笑口變年少」。

因此，無論遇到什麼事情，用笑臉相迎總比哭臉面對好得多。笑不僅是對生活充滿信心的表現，還能使人身心健康。

健康諺語「笑一笑，十年少」，不僅有科學依據，還有文化底蘊。笑不僅有益於健康，有利於消化、循環和新陳代謝，還有助於樂觀地對待現實。在生活中，一個人如果沒有笑聲，就會生病，可能病情還會日趨嚴重，因爲笑聲能夠引發內分泌系統的積極活動，進而有效地解除病痛。

笑是一種廉價而高效的健康良方，是絕好的養生保健之道，可謂一笑解千愁，只要「笑口常開」，就會「青春常駐」。

阿根廷《健康》刊物上的一篇文章，歸納出微笑的十二種功能，認爲微笑是隨時擁有的保護和促進健康的有力武器。

1. 人在微笑時，四百多塊肌肉可能被牽動。
2. 人在微笑時，增加肺部力量向肌體供氧。
3. 一個人微笑五分鐘，相當於進行四十五分鐘的有氧鍛鍊。
4. 微笑緩解憂鬱和焦慮症狀。
5. 微笑使人更加年輕活潑，充滿青春活力。
6. 白天笑口常開，晚上睡覺少打鼾。
7. 微笑能夠改善人際關係。
8. 微笑能夠增強自尊，表現出好心態。
9. 微笑不僅表現出自己心情舒暢，同時也給人一種舒適感。
10. 經常保持微笑，自己就擁有良好的心情，而良好的心情對提高免疫力具有重要作用。
11. 微笑還是天然的止痛劑，因為微笑時大腦能夠釋放出一種物質——這種物質分布在神經系統中，在緩解疼痛的同時，產生一種使人感到痛快的感覺。

12. 微笑能使運動員增加耐力、力量和活力；從事其他工作的人，經常微笑也能夠產生同樣的效果。

文章還指出，在困難時刻，透過笑聲能夠使肌肉得到放鬆，進而提高工作效率，同時還能夠有效地改善血液流通和幫助消除頸部、背部肌肉的緊張。

的確，微笑是隨時擁有的保護和促進健康的有力武器。笑是一種有益的健身鍛鍊，有利於消化、循環和新陳代謝；笑是樂觀地對待現實。生活中如果沒有了笑聲，人就會生病，並使病情日趨嚴重，而笑能激起內分泌系統的積極活動，進而有效地解除病痛。

13. 一日三笑，人生難老

既然笑有如此多的功用，我們就應該常笑，「一日三笑，人生難老；一日三惱，不老也老」。笑看萬般人與事，笑對生活每一天，給自己一份輕鬆愉快，給自己一份自信，時時保持良好的狀態，讓自己的心永遠年輕。

可遺憾的是，現實生活中的笑越來越少了。英國有資料顯示，二十世紀中葉，人平均每天有十八分鐘在笑，可到了九〇年代末，這一時間減少到了六分鐘。想想自己，是不是連六分鐘都沒有呢？

這種現象很普遍，走在大街上時，你會發現，滿街都是冷漠的面孔，人們來去匆匆、擦肩而過，可能沒人正面看你一眼，更不用說對你笑了。

其實，要別人對你笑，你首先要對別人笑，你對別人笑了嗎？你是不是也有這樣的想法呢？對陌生人微笑，會被認爲居心不良，會被當做神經病。大多數人都有這樣的想法，所以，眞誠的發自內心的笑少了，更多的是官場上的皮笑肉不笑，生意場上用來出賣的笑，戲場上表演式的笑……。這些笑是蒼白的，充斥著苦澀、陷阱。

笑是輕鬆和愉悅，是愉快情緒的自然流露，可是不少人太沈重了，笑不起來。現代心理學研究發現，現在人壓抑的機率是二十世紀五〇年代的十倍。隨著貧富懸殊的逐漸加大，競爭的日趨白熱化，不管日子過得富裕還是貧窮，很多人就是笑不起來，笑也是裝出來得多，不是坦誠而舒心的笑。

強求的笑是不眞實的，「臉上在笑，心裡在滴血」的笑是虛假的笑，這樣的笑，不如放聲大哭來得好。

我們需要的是發自內心的笑，怎樣才能笑得輕鬆，笑得自然呢？

1.知足常樂。一個人要永遠保持愉快的情緒，歡樂的笑容，首先要培養樂觀主義的精神，「知足常樂」的思想。只有心理上的平衡和穩定，才能保持笑顏常駐、笑口常開。

2.寬容大度。不論對人還是對己，都不要把得失看得太重。老子說：「吾所以有大患者，爲吾有身。及吾無身，吾有何患？」我們達不到老子所說的無身境界，但「淡看得失」我們總能做到吧，這樣我們就能像彌勒佛一樣，「大度能容，容世間難容之事；慈顏常笑，笑天下可笑之人」了。

3.豐富我們的生活。要保持快樂的心態，就應該熱愛生活，熱愛自己的工作，增加自己的興趣愛好，廣交朋友，願意交談，互相傾訴，使情緒變得豁達、輕鬆。

總之，豐富多彩的愛好興趣，可以調劑、裝飾我們的生活，使生活充滿情趣，五彩繽紛，從而激發起我們熱愛生活的強烈願望。

快樂為心景，如果我們只看到眼前的景，而看不到心中的美景，即使快樂，那也只能快樂一時。我們要做到「心有美景」，這樣我們就能常樂常笑了。

有人建議，如果生活的沈重使你笑不起來，那就試試以下方法吧！

1.多看相聲或聽相聲，多看幽默的故事、小品。

2.在早上洗臉與晚上入浴後，站在鏡子前面，一邊觀看自己的形象，一邊開口大笑；有條件的可照凹凹鏡，每次三分鐘。

3.三五成群聚在一起輪流做莊，講「笑」的故事。

這個建議是訓練我們會笑，這是不值得推崇的。試想，如果笑是訓練出來的，這樣的笑能有幾分眞誠，能有幾分快樂？如果小鳥說：「先訓練我們，然後我們才唱歌」；如果孔雀說：「不管怎麼樣，先訓練我們，我們才開屏」，那樣的話，人們肯定不會再讚美小鳥的歌喉和孔雀的美麗了。

既然人們不願意聽小鳥被訓練後的歌聲，不願意看孔雀被訓練出的舞蹈，誰又會稀罕訓練出的笑呢？當然不希罕，我們需要的是發自內心的、自發的笑。

訓練笑之所以還存在，很大因素是對自發性的笑還有一些恐懼，害怕被當成白癡、神經病。其實這是不必害怕的，他人會取笑，會把我們看成白癡，那是他人的問題，我們笑是我們的事，爲什麼我們要把這兩個問題混在一起呢？記住，我們需要的僅僅是「笑」而已。

14. 笑口常開，青春常在

馬克思說：「一種美好的心情，比十副良藥更能解除心理上的疲憊和痛楚。」

笑有助於健康，是因爲笑的時候，嘴角、顴骨部位的肌肉將嘴和兩眼向上提拉，能夠阻止面部線條下墜，保持青春面容。

怎樣才能「青春常在」，簡單而有效的方法就是「笑口常開」。

笑的時候，有些部位肌肉收縮，有些部位肌肉放鬆，脖子、背部不再攣縮，頭痛、腰痛很快就會減輕。

人們大笑時，身體動作很大，呼吸肌使胸廓擴張，支氣管也隨之擴張，這對哮喘、肺氣腫十分有益。對於呼吸不平穩，焦慮不安的人，這種深呼吸動作會使人倍感輕鬆。大笑還能引起腹部肌肉彈跳，起到「腹部體操」的作用，這對克服消化功能紊亂大有益處。放聲大笑還是一種吸氧過程，氧氣進入血液，促進血液循環，消滅血液中導致機體功能衰退的毒素，人體內的糖分、脂肪和乳酸也可以更快被分解。

人的笑由右腦額葉前部皮層控制，同時也主管人的情緒。每笑一次，它就刺激多種功能的激素產生，這對維持人的健康十分重要。

笑的時候，注意力被轉移，肌肉放鬆，抗痛激素分泌增加，可以緩解頭痛、背痛、肚子痛、肌肉痛等症狀。

笑是生活和生命的組成部分，笑是生活和生命的需要。兩千多年前的《內經》指出：「喜則氣和志達，榮衛通利。」意思是精神樂觀可使氣血和暢、生機旺盛，從而促進身心健康。

現代生理學研究證明，笑是一種獨特的運動方式，是機體最好的體操。自古以來，笑都被看作治病之良藥、健身之法寶。

最近美國科學家研究顯示，發自內心的笑聲可以改善情緒，減輕壓力，增強免疫力。

紐澤西州大學心理學教授謝弗透過實驗發現，大笑一分鐘能振奮情緒，而微笑一分鐘可使人產生積極心態。其理由是：

1.拼命大笑時，大腦會釋放出安多酚，安多酚是一種有效的自我保護物質，被稱爲人類興奮和滿足感的泉源。安多酚不僅能夠減輕痛苦，還能夠給人飄飄欲仙的感覺。

2.大笑能夠產生「輕身」效果，振奮情緒，消除緊張、擔心、煩惱。

謝弗教授認爲，自發的笑是一種免費的、現成的、無熱量的放鬆方法，能夠使人精神愉快。

我們要笑，但不是長笑不休。凡事都有一個度，過猶不及，笑有益健康，但也得注意以下幾點：

1.正在進餐時不宜大笑。

2.脫肛、痔瘡、子宮脫垂患者不宜大笑。

3.心臟病、高血壓病患者不能大笑。

4.腦血栓塞、心肌梗塞患者不能大笑。

5.懷胎七個月以上的孕婦不能大笑。

6.疝氣（小腸氣）患者不能大笑。

笑雖然不能稱斤論兩，但既然笑是治病的良藥、健康的益友，那就得分個量大量小，適可而止。特別是老年人，機體功能逐漸衰老，心腦血管的發病率很高，還有其他慢性疾病，尤其需要注意情緒調適，不能大起大落。要使自己的生活充滿歡樂，但不能欣喜若狂，大笑狂笑，經常微笑就行了。

笑是快樂的花朵，它使自己燦爛光彩，也讓他人賞心悅目。笑是最容易傳染的，它會染出一方健康快樂的新天地。

十八世紀法國一位著名作家說：「每天最大的損失，莫過於這一天沒有大笑……」

爲了健康，爲了長壽，願您笑口常開，笑聲常在。

15.哭一哭，解千愁

「笑」對身心健康有利，可是有時候實在笑不出來，因此，我們在這裡主張「哭」。健康諺語「哭一哭，解千愁」，也就是說，哭能釋放心中的憂愁，宣洩心理壓力。

這是有科學根據的，研究發現，健康居然離不開眼淚。

沒有眼淚，易患乾眼病。人的雙眼，尤其是眼角膜，離不開淚腺供給的水分，透過眨眼，能將淚水變成一層「淚片」，分散到眼角膜，保持眼睛舒服。不然，就很容易患上乾眼症。淚水的製造和蒸發時間大約相同，因此，淚腺製造足夠的淚水，是抑制乾眼症發生的關鍵因素之一。

「淚片」分爲三層，最外層屬油性，中層屬水性，最內層屬黏性。正常情況下，這三層的液體含量均等。如果有不均的現象發生，其中某一層的液體不足，眼角膜面便會出現「乾燥點」，最後形成乾眼症。

「淚片」發生障礙，開始時是眼睛變得乾燥，這只是輕微的症狀，如果不及時治療，就可能出現慢性炎症和紅眼病，最後，眼角膜透明度逐漸喪失，變成不透光，視力受損害。嚴重的話，還可能造成失明。

眼淚只是引起乾眼症的因素之一，但對預防乾眼症還是很有效的，因此應該多眨眼，確保「淚片」能將水分分散到眼角膜，防止眼睛乾澀。

這是關於生理方面的情況，而在心理方面，「有淚不輕彈」更不利於健康。諺語說：「愁一愁，白了頭」，不良情緒破壞著人們的身心健康。

現代心理學研究說明，人的情感壓抑，長期得不到釋放，會削弱人的生理機能，引起各種疾病，損害身體健康。中外醫學家和心理學家都認爲，胃病及十二指腸潰瘍、心血管、腦血管、某些精神病和癌症等，主要是由精神因素所誘發或導致惡化，認爲應該重視心理衛生，在悲憤難抑時，不妨大哭一場，將情感的能量釋放出來，就會得到精神上的解脫，感到身心輕鬆。

身心健康離不開眼淚，哭有利於身心健康。當一個人受了委屈，或者悲痛欲絕時，只要痛痛快快地哭一場，就會解除憂鬱、憂愁和悲痛，身心輕鬆。

醫學研究發現，人在情感激動時流出的眼淚，會產生高濃度的蛋白質，它可以減輕乃至消除人的壓抑情緒。美國一位學者曾對幾百名男女進行研究，發現他們在痛快地哭過之後，自我感覺都比哭之前好了許多，健康狀況也有所改進。這是因爲哭有良好的減壓作用，短時間內的痛哭，可以釋放不良情緒，達到心理保健效果。

16.有淚盡情流，疾病自然癒

俄羅斯家庭心理醫生納傑日達．舒爾曼說，眼淚經證實是緩解精神負擔最有效的「良方」。最明顯的例子是神經性胃炎的消化道疾病。當情緒緊張時，胃開始一陣陣痙攣性疼痛。這實質上是胃在「消化」你的緊張情緒，是一種心病。假如這時你能大喊大哭一場，把委曲揮灑掉，這個病就會不藥而癒。所以，勸君「有淚盡情流，疾病自然癒」。

相反地，把痛苦和委屈強忍在心裡，害處可大了。醫學家們透過化驗人的情緒性眼淚，發現它含一種有毒的生物化學物質，會引起血壓升高、心跳加快和消化不良。這些有毒物質，其實就是心理鬱結的產物。可見人的心理和生理有著密切的關係。此外，人在哭的時候，會不斷地吸一口口短氣和長氣，這大大有助於呼吸系統和血液循環系統的工作。淚液的分泌還會促進細胞正常的新陳代謝，防止腫瘤的形成。

有一位中年男子，母親去世，妻子又患了癌症。在數月裡，他一直感到胸部疼痛不已，精神憂鬱，吃藥也不見效。他不得不去醫院認眞地檢查。當他把一切告訴醫生時，眼裡充滿淚水，可是還堅持著不讓眼淚留下來。

醫生對他說：「你可以在這裡哭，哭出來就好多了。」

於是這位中年男子突然痛哭起來，足足哭了十多分鐘。幾天以後，這位男子的胸痛明顯減輕了。

哭雖然不能根本性地解決問題，但是哭可以緩解緊張情緒，消除積蓄已久的壓力或悲傷。現代心理學研究證實，情感壓抑長期得不到釋放，就會削弱人的生理機能，並因此產生各種疾病，損害身體健康。

其實，哭是不愉快的直接流露，我們大可不必給哭的人貼上弱者的標籤，把哭與弱者聯繫在一起。

提倡哭，並不是不分場合地亂哭一氣，而是在想哭、該哭的時候就哭，不要強制自己。應該指出的是，只有內心的委曲和不幸達到一定程度時，放聲大哭才有效果。如果一遇到不順心的事就哭哭啼啼，悲悲泣泣，反而加重不良情緒。

眞正的強者從不掩飾懦弱的自我，「發乎於情，止乎於心」的哭是人的本性。不要以爲不哭就是眞的堅強，能及時把痛苦和委曲哭出來，對你的身心健康大有益處。

17.丈夫有淚盡情彈，英雄流血也流淚

在現實生活中，很多人認爲哭不能根本性解決問題，還認爲哭是弱者的表現，尤其對男士來講，如果一個男人在他人面前流眼淚，會被人看不起。因此除了激動得「熱淚盈眶」外，淚腺幾乎退化了，簡直忘了哭是怎麼回事。

然而，研究表明，透過哭泣釋放不良情緒的人，可減低40%的情緒強度；而不哭泣，壓力得不到緩解，則不利於健康。

「傷心總是難免的」，女孩子遇到傷心事，可以透過大哭一場來釋放悲傷，可是男士們卻「英雄有淚不輕彈」、「大丈夫流血不留淚」，爲了所謂的大丈夫氣概，就是在極度悲傷時，也強行壓抑著自己，打落牙齒和血吞，就是不願哭出來。東方男人更是「英雄流血不流淚」的典範。可是這種做法對健康危害極大。所以有學者提出：男士們不妨向女士學習，該笑則笑，該哭則哭。

想當初，混沌初開，洪水泛濫，鯀從天帝那裡偷來「息壤」，想要堵住洪水，最終不但沒把水堵住，水勢反而更加兇猛，讓百姓受災更重，最終自己還落個斬首示眾的下

場。後來，他的兒子禹放棄父親的方法，帶著大夥開山掘土，利導水勢，這才治好了洪水，還坐上了王位，成了萬民景仰的楷模。可見「水非導不利」。

和水一樣，人的不良情緒如果得不到適當疏導，長期累積，一旦爆發起來，就會衝破理智的「息壤」，那時就不可收拾了。

所以說，男人的「忍術」常常是他們疾病的原因。痛苦與煩悶只能放在心裡，一忍再忍，不能發洩，苦於無處發洩，甚至於不知道如何發洩。如此，情感勢能不斷增強，到了無法控制的時候或被觸動到要害位置，就會「衝堤而破」，像山洪之爆發，一發而不可收拾，一洩再洩，到後來形成心理疾病，後果嚴重。

心態和心理上的憂鬱，引起生理功能的失衡，造成失眠、多夢、對人冷漠和性欲喪失等症狀。由此看出，「忍術」是有百害而無一利的。

男性從小就被灌輸「男子漢就算流血也不能流淚」的教育。今天看來，如果你這位男子漢眞的從來不會哭，那你就是不幸的人，最好去看醫生。因爲心理學家認爲，不會哭是一種心理障礙。

研究還表明，人在情緒受到嚴重壓抑時，體內會產生對人體有害的生物活性成分，其中有些成分會引起血壓升高、心率加速和消化不良。人在哭泣時，淚水能夠將人體內導致情緒憂鬱的化學物質清洗出來，還能把由悲傷引起的有害成分排出體外，起到人體的自我調節作用。

人有悲歡離合，月有陰晴圓缺，人生在世，傷心總是難免的，如果心理素質好，則能控制調節自己的情緒，使自己心理平衡。若意志薄弱、情緒易於失控，就會引起較大的情緒波動，產生心理鬱結，如果鬱結不能及時排解的話，就會干擾和損害正常的心理功能，導致心理功能失調、紊亂，還會影響到生理功能的波動、異常，使植物神經功能紊亂、內分泌失調、免疫力下降，各種各樣的疾病就會隨之而來。

因此，「丈夫有淚盡情彈，英雄流血也流淚」。

18.先睡心，後睡眠

每個人都有過失眠的經歷，有的人失眠會透過狠狠閉眼的方法，強迫自己入睡。然而事實證明，這種方法是行不通的。失眠起於「心」，許多人失眠是由於學習、工作壓力大、心理矛盾衝突多，不會調節情緒。所以，只有首先「睡心」，然後睡眠，才能進入眞正的睡眠狀態。

睡眠的過程，睡眠是標，睡心是本。「先睡心，後睡眠」是歷代養生家十分推崇的睡眠方法。

唐代大醫學家孫思邈是我國醫學史上的老壽星，活了一百多歲。孫思邈十分講究睡眠養生，在《千金要方・卷二十七・道林養性》中說：「凡眠，先臥心，後臥眼。」，「臥」字本意爲伏在矮小的桌子上，這裡引申爲躺在床上。

《老老恆言・安寢》中說：「心欲求寐則寐愈難。蓋醒與寐交界關頭，斷非意想所及。」意思是說你越想儘快入睡，越是睡不著。只有先放鬆情緒，消除一切思慮，即首先「睡心」，才能眞正入睡。

清代初期著名養生學家石成金先生，在《長生秘訣》中曾說：「凡睡下就要一心安慰思睡，不可又復想其他事務，只『先睡心』三個字，即是極妙睡功。」睡前摒除一切喜怒憂思、煩惱雜念，放鬆精神，做到恬淡虛靜，內心安寧，靜靜地躺著，使大腦處於輕鬆狀態，合上雙眼，自然就會酣然入夢。

事實上，心不睡的人是無法安眠的。要想心睡，先要心靜。達到心靜的最簡單的方法就是靜坐。

「靜坐」是針對失眠者的腦神經「開關」不能在短時間內關上，即不能很快入睡的特點，採用的一種過度方法。失眠者利用「靜坐」達到「入靜」狀態，頭腦中不再想任何事。這種狀態能使腦神經各種開關分期、分批地關上，而且關上的神經開關，短時間內不會打開。達到這種入靜狀態，一般需要三十至四十五分鐘，這段時間又稱爲「亞睡眠狀態」。

進入亞睡眠狀態，睡意自然就產生了，而且睡意很濃，還伴隨著呵欠不斷、睜不開眼等現象。這時馬上躺到床上去，不消幾分鐘，就會睡著了。

「先睡心、後睡眼」的「心」指的是大腦，如果你的腦神經細胞不能進入睡眠狀態，儘管你的眼閉得嚴嚴的，還是睡不著。「靜坐」的作用在於幫助你的腦細胞進入睡前準備階段，達到「入靜」狀態，然後入睡。

希望這一招對眾多失眠者有所幫助，讓你們的睡眠儘早達到正常良好的狀態。

19.藥補食補，不如心補

很多人身體稍差點，生點小病，就拼命吃補藥，買營養品。可是花錢不少，效果卻小。特別是什麼「腦黑金」、「腦黃金」，這些東西的作用是很有限的，不要過分相信。

電視上、雜誌上，我們經常都看到什麼「金」什麼「金」等保健品廣告，號稱這些東西不但能夠強身健體，而且還能夠增強人的大腦機能、提高智商。在一般人的心目中，這些東西「有病治病，無病強身」。事實上，這類東西往往言過其實，裡面大都不過含有葡萄糖、卵磷脂、硒、氨基酸等幾種常人感到有些陌生的成分。

注意：選擇市場上的這些含有藥物的滋補類食品，應當慎之又慎。研究發現，青少年經常食用含有人參、蜂王漿的食品，儘管短期內顯得食欲旺盛、精力充沛，可是常常會引起性格特徵異常。尤其是年齡偏小的兒童，以此「補腦」，後患無窮。

不少人的身體並沒有什麼大問題，問題可能出在心理上。他們只要心理積極一點、樂觀一點，就會感到身體沒有什麼不適，小病也就好了。

心理作用真有這麼大的威力嗎？事實的確如此。

有這樣一個著名的心理暗示試驗：心理醫生將一批患了同樣胃潰瘍的病人隨便分為兩組。然後告訴第一組病人，他們所服用的藥物是當前療效最好的藥物，如果按醫生的要求服藥，病很快就會好；告訴第二組病人，他們所服用的藥物，目前正處在試驗階段，效果如何還不清楚。

過了幾天，第一組病人75％療效很顯著，而第二組病人只有25％的人療效比較好。其實，兩組病人所服用的是同一種藥，服用的方法也完全一樣。是什麼原因造成這種結果呢？兩組病人的區別只不過各自的期望不同而已。

很多研究表明，「心理藥」是特別有效的，這是由於人的潛意識在發揮作用。也就是說，只要相信自己的身體會好起來，身體就會自然而然地好起來。

沒有什麼藥能超過心理作用，一個人對生活失去了希望，任何營養品都不能使之振作起來。

有這樣一個故事：在一次例行體檢中，一位老先生被查出患了癌症。在治療的時候，醫生沒有告訴病人，只告訴了他的妻子。治療效果很好，病人自我感覺也良好。

很快，五年過去了，一切都很穩定，他的妻子覺得沒什麼危險了，就透露了丈夫患癌症的事。這下可不得了，病人聽到這個消息，天崩地裂了，失去了對生命的信心，以爲死期將至，於是惶惶不可終日，整天在痛苦中等待死神降臨。兩個月後，他撒手人間，死了。

癌症沒有要了他的命，卻嚇死了他，眞是可悲啊！

最好的藥物是「心寬」，最好的辦法是「補心」，只要有一個平衡的心態，很多疾病都能夠不治而癒，心治勝過藥治。

20. 飯養人，歌養心

毫無疑問，人不吃飯是不行的，可是希望健康長壽，必須養好「心」。「飯養人，歌養心」，這句健康諺語說到了這點上，是一副很好的養心良方。

古埃及有一句名言：「音樂是人類靈魂的妙藥。」古埃及的所羅門王患了憂鬱症，他不是請名醫給看病，而是請人給他彈豎琴，不久病就好了。

音樂爲什麼能夠治病呢？

第一，音樂是一種有規律的聲波振動，能協調人體各器官的節奏，激發體內的能量。研究發現，節奏明快的樂曲，可增長肌肉力量；節奏徐緩的音樂，可使人呼吸平穩、脈搏有力；優雅動聽的音樂，有助於大腦休息，消除疲勞。

第二，研究證明，音樂能夠舒緩人的情緒。音樂的旋律、節奏、音調對人有良好的影響，對大腦和腦幹的網狀結構能夠直接發揮作用，調節精神活動，從而產生鎮靜、安定、鎮痛、興奮、調節情緒及降壓的功能，並能促進胃腸蠕動，增加消化液分泌，有利於人的消化吸收。

第三，音樂對多種疾病有治療作用。現在，音樂醫學正成爲一門專門的學科。如音樂代替麻醉藥物拔牙，效果良好；小提琴協奏曲，能夠使高血壓病人血壓下降；憂鬱病人每天聽優美的輕音樂，症狀能夠明顯減輕。節奏舒緩的音樂是治療神經衰弱的良藥；而節奏較快的音樂使人精神振奮，對精神壓抑和過度悲傷皆有療效。

吹拉彈唱，不僅可以使人精神愉快，還是一種很好的運動。吹、唱可以擴大肺活量，改善大腦血液供應；拉、彈能夠活動手指，延緩腦細胞衰老。這是因爲指揮手的大腦皮層的相應部位面積很大，透過活動手指，可以使大腦皮層的大部分面積血流暢通，從而改善腦的營養狀況。「腦健則體健」、「歌養心」的道理就在這裡。

高山流水、鳥語花香是天籟之音，讓人心曠神怡，感受大自然的親切；海浪聲、滴水聲、下雨聲、蟬鳴聲、鳥啼聲，是大自然的優美音樂，悅耳動聽，能夠鎮靜情緒、鬆弛身心。而人類創作的優美音樂，都是從大自然的天籟之音獲得靈感的，具有同樣的功能。都市中人，應多聽一些優美舒緩的傳統音樂，健康身心。

音樂可以陶冶人的情操，使人心情舒暢、排除雜念、精誠專一、心平氣靜，起到調整呼吸、安定心態的作用，從而達到身心健康的目的。

當然，「樂猶藥也」，音樂就像是吃藥一樣，能活人也能殺人；能夠把人的情致調得很好，讓人好好地活下去，可是也能殺人。所以，奏聆者不可不慎，演奏音樂的人和聆聽音樂的人都要小心。也就是說，音樂能使人提高情操，但也能使人癲狂性亂。

中國古代音樂是以德音雅樂爲最高理想，尤其是孔子時代，提倡定禮樂。好的音樂能使人三個月不知肉味；壞的音樂定爲淫樂或俗樂。當時的音樂家講究高雅的情操，天人合一、歌頌自然。音樂形式靜而簡，圓融和諧，清靜淡泊，使人聽後有純化人心、天地合一、超凡脫俗之感。

古代的西方音樂雖沒有提倡「德音」，但大部分著名的音樂家都是爲宗教創作音樂，因爲當時的人能感受到神的偉大，所以音樂中能表現出神聖莊嚴、典雅高尚的形式，使人聽後有莊嚴華麗、宏大神聖、淨化人心、脫離塵世而入天國之感。

在中國古代，讀詩不是「讀」，而是「吟」，常言說：「熟讀唐詩三百首，不會吟詩也會吟。」，「吟」者，唱也。漢語最適合「吟」，產生出很多千古名篇，在中國開展朗誦活動，前途一定十分廣闊。

有這樣一句話：「常讀書，樂忘憂，腦運動，氣血舒，好養生，利康壽。」研究證明，讀書可以移情易性、振奮精神，因而增強免疫功能，有保健作用。

據報導，國外已經興起了別具一格的讀書療法。德國有的醫院爲病人開設了專門的圖書室，讓不少慢性病人，尤其是神經系統或心理疾病的患者，沈湎在書中而很快康復。

其實，中國古代的文人墨客早就認識到了這一點。

唐代大詩人韓愈出任監察御史時，一天，偶感心情煩躁、憂慮、頭疼腦脹，於是就坐在廊簷下閉目養神。

忽聞家僕稟報：「門外有一少年來訪。」

韓愈把手一揮，說：「告訴他，我身體不適，不論何人，一律不見！」

僕人去了而又回來稟報，韓愈不耐煩地說：「我不是說了嗎？誰也不見！」

僕人說：「我已經向來人說過，可是那位少年執意要見您，還呈上一本詩稿請您過目。」

韓愈接過詩稿，毫無心思地翻著，詩的頭一句是「黑雲壓城城欲摧……」

「好大的氣魄！」韓愈不由一陣驚喜，又迫不及待地讀出下句：「甲光向日金鱗開。」

韓愈立刻被作者非凡的氣魄所感染，不由興致勃勃起身叫絕。憂慮、煩躁一下子就消失了。

我們不去考證這個故事的眞假，但是閱讀一首好詩猶如三伏忽遇清風，令人心情舒暢，這倒是可以相信的。

讀書養生要選擇文字優美、意境深遠、品味高雅的書，注意體會它帶給你的良好意境，而且要反覆讀，要讀出自己的見解來。如果讀一本壞書，就會進入「歪門」，心緒難平，導致短壽。

現代科學研究證明，高聲吟唱是消除緊張和激動情緒的有效方法。不滿情緒積壓心中時，不妨聽聽歌、唱唱歌。樂曲的旋律，歌詞的激勵，尤其是唱歌時有節奏的呼吸和運動，都能極大地緩解緊張情緒。

所以，「飯養人，歌養心」，不要只注意「吃香的，喝辣的」，還是「引吭高歌」吧！

第二大基石
合理膳食

吃有益健康，會吃千頓香，不會吃一頓傷。日本人曾經很自豪地說他們「一袋牛奶振興一個民族」，中國人正在推行「大豆行動計畫」：透過改變飲食結構，提高民族素質！一個人最關心的事情可能就是「吃」了，一輩子吃下的食物數以噸計。小小的胃口要吞下如此多的食物，就要吃得有學問，吃得有方法，吃得有講究，否則難免「吃飽了撐的」！

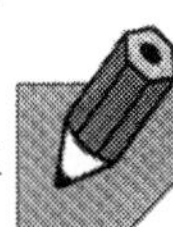

21. 早吃好，午吃飽，晚吃巧

健康諺語：「早吃好，午吃飽，晚吃巧」，很有科學道理。然而，大家都很忙，很多人「早餐可有可無，中餐馬馬虎虎，晚餐大魚大肉」，這種飲食習慣是不符合衛生要求的，有損身體健康，有礙工作效率。

「早吃好」，即注重早餐質量。人體所需要的能量主要來自於糖分，早晨起床時，離上次進餐已有十幾個小時，胃處於空虛狀態，血糖水準已降到了進食水準。開始活動後，大腦與肌肉消耗血糖的速度加快。這時如果還不進餐或進食低質早餐，體內就沒有足夠的血糖可供消耗，人就會感到倦怠、疲勞、暴躁、易怒、反應遲鈍，還會嚴重影響腦組織的機能，甚至出現驚厥和昏迷。因此，不但要吃早餐，還要吃好，以保證身體所需的血糖水準，不損健康，保證工作效率。

早餐吃什麼呢？早餐應進食富含水分和營養的食物，牛奶、豆漿任選一種，加含有蛋白質和脂肪的雞蛋、豆製品、瘦肉、花生等，這些食物不僅可在胃裡停留較久，還能使人上午精力充沛。另外還需吃一點水果和蔬菜，因爲這可以補充水溶性維生素和纖維素，而且水果和蔬菜含鈣、鉀、鎂等礦物質，屬鹼性食物，可以中和肉、蛋、穀類等食品在體內氧化後生成的酸根，達到酸鹼平衡。

「午吃飽」是午餐吃得飽，吃得可口舒服。經過上午的腦力和體力消耗，早餐攝入的熱量已基本消耗掉，必須補充足夠的熱能，以保證下午的工作和學習。午餐的主食和副食品種要豐富，要有質有量。午餐所攝入的食物，應供給全日所需熱量的40%才符合要求。

「晚吃巧」是晚餐吃得要清淡，吃八成飽。晚上人的活動少，消耗的熱量少，如果經常大魚大肉，攝入的熱量過多，消耗不完的熱量就會轉化爲脂肪，沈積在體內，天長日久，身體就可能逐漸肥胖起來，肥胖又帶來冠心病等。晚餐過飽，還會讓人感到飽脹，不利於睡眠。所以，晚餐一要吃得清淡，二要吃八成飽，以新鮮蔬菜和粗纖維的食物爲主。這樣的蔬菜和食物可以促進消化、防止便秘，還可以提供一定的維生素C和微量元素，有利於身體健康。

在熱量上，晚餐所攝入的熱量以不超過人體全日所需熱量的30%爲宜。吃得過多，人體消耗不了是一種浪費不說，還會帶來各種疾病。而且有的病人晚餐吃得過飽，還會造成危險。如冠心病患者晚餐過飽，可能導致胃體擴張，加重心臟負擔，使冠狀動脈發生反射性痙攣，原有病變的狹窄管腔會更加狹窄，導致心肌缺血缺氧，甚至梗塞。夜間家屬又不易發現，錯失搶救機會，猝死的悲劇就很容易發生。

值得注意的是，有的人認爲不吃早餐有助於減肥，其實這是沒有道理的。相反地，不吃早飯的人，容易發胖。因爲不吃早餐，使人在午飯時出現強烈的空腹感和饑餓感，就會大量進食高熱量的食物，而此時脂肪消耗的能力已不如上午，結果是吃進的熱量比消耗的熱量多，肥胖就開始光顧。其實，有助於減肥的飲食應是晚吃少，不要吃肉食、甜食、油炸食品，喝一些清淡的麵湯、米湯就可以，不要喝鹹湯。而且不能吃夜宵，因爲正常晚餐所吃下的東西，需要五個小時才能被完全消化掉，在九點後，人體各器官功能已基本處於微弱狀態，如吃夜宵，攝入的熱量就因無法消耗而轉爲脂肪，日積月累，皮下脂肪堆積過多，肥胖就悄然來臨了。

因此，希望保持苗條身材的人應該合理安排三餐，不能忽略早餐，那不能達到減肥的目的，還會增肥，影響身體健康，不利於一天的工作學習。

「早吃好，午吃飽，晚吃巧」，對保持身體健康、提高工作效率是非常有好處的，所以，從現在開始，每天合理安排三餐吧！

22.暴飲暴食會生病，定時定量可安寧

俗話說：「擇言無禍，節食無疾。」世上好吃的東西很多，不可能一下子吃完，也不是過了今天就沒有了。所以，奉勸大家吃東西時節制點，切忌暴飲暴食。健康諺語說得好，「少吃好、慢吃香，定時定量身體強」、「暴飲暴食會生病，定時定量可安寧」。

暴飲暴食是一種不良的飲食習慣，會給健康帶來很大危害。尤其是在節假日，這種現象更加嚴重，所以暴飲暴食被稱爲「節日綜合症」。

平時大家都忙於工作，只有在節日裡，親朋好友才能聚在一起。此時大家心情舒暢、情緒高漲，在美酒佳肴面前，難免一醉方休。

可是由於情緒異常激動，身體的新陳代謝要比平時快，代謝物質還會發生變化，這些因素對身體危害極大，極易發生餐後猝死。

研究發現，暴飲暴食後二小時，發生心臟病的機率是正常情況的四倍。

暴飲暴食後會出現頭暈腦脹、精神恍惚、腸胃不適、胸悶氣急、腹瀉或便秘，嚴重的，還會引起急性胃腸炎，甚至胃出血。大魚大肉、大量飲酒會使肝膽超負荷運轉，肝

細胞加快代謝速度，膽汁分泌增加，造成肝功能損害，誘發膽囊炎、肝炎，使得十二指腸內壓力增高，還會使胰腺大量分泌，誘發急性胰腺炎，重者可導致死亡。

由於暴飲暴食，大量油膩食物進入體內，不僅增加胃腸負擔，刺激胃黏膜，而且促進消化腺分泌旺盛，誘發各種疾病。最常見的是急性胃腸炎、急性壞死性胰腺炎，胃、十二指腸潰瘍出血，這些情況常見於青壯年暴飲暴食後。老年人暴飲暴食後多會發生由高血壓、冠心病等引發的心絞痛、急性心肌梗塞或中風等。

因此，在節日裡，我們更要關注自己的身體，不能暴飲暴食。

關於定時吃飯，美國醫學家羅納・卡迪研究認爲，吃飯時間的選擇，對體重的增減很重要。因爲人體的新陳代謝在不同時間內是不同的。從早晨起床後新陳代謝逐漸旺盛，上午八點到十二點，是新陳代謝的高峰期。

因此，減肥的人可把進餐時間提前，早餐安排在六點鐘以前，午飯安排在十點鐘左右，這樣減肥效果會更顯著。

23.吃得慌，嚥得忙，傷了胃口害了腸

人們都知道，細嚼慢嚥對身體有好處，可是有些人吃飯時總是匆匆忙忙，好像有事催著似的，塡到嘴裡的飯菜根本不仔細嚼一嚼，就囫圇吞棗地嚥下去了。殊不知：「吃得慌，嚥得忙，傷了胃口害了腸。」

不經過咀嚼的食物，一方面還沒浸透唾液，另一方面，胃還沒來得及分泌出足夠的胃液來消化食物。可是任務既然來了，只有硬著頭皮接受了。爲了消化還沒嚼過或嚼透的食物，可憐的胃不得不分泌出比一般情況下多得多的含有鹽酸和酶的消化液，來完成這一艱巨任務。如果日復一日這樣工作，胃就會因胃酸過多而得胃炎，之後還有可能得胃潰瘍。

所以，如果你不想得胃炎和胃潰瘍等疾病，就要勤動上下頜，把食物在嘴裡多嚼幾下，吞嚥不能太快。如果一口飯能嚼五十下，嚼到沒東西可吞嚥的地步，胃腸道疾病就不會光顧你。

細細咀嚼不僅對消化有好處，還是一種很好的面部體操，有養顏美容之功效。

印度的瑜伽信奉者有一種說法：不僅硬食物要細細咀嚼，即使是軟食物（如稀粥、麵包、馬鈴薯泥等），甚至連液體食品（如羹、飲料、水等），都要細細咀嚼。在他們看來，食物和飲料經過長時間的咀嚼，會對身體更有益。

印度不合作運動領導人甘地有一句經典名言：「你們應該嚼自己的飲料，喝下自己的食物。」

口腔神經具有某種負回饋作用，當我們細嚼慢嚥時，這一神經就有時間向大腦回饋吃飽了的資訊，讓我們停止進食。而吞嚥太快，不讓食物充分刺激口腔的感覺神經，「饑餓」的中樞神經就得不到相應抑制，大腦就得不到吃飽了的資訊，即使吃了很多還不感覺飽，不得不繼續吃下去，久而久之，人就胖了。

看來，有些人只要改變狼吞虎嚥的習慣，吃飯時細嚼慢嚥，就能減肥了，根本不用吃各種減肥藥，或者做大量的運動，讓自己的身體受那麼多罪。

24.若要身體壯，飯菜嚼成漿

有些人吃飯狼吞虎嚥，速度極快，這節省了許多時間，但是食物進入身體之後，胃可就倒楣了，不得不超負荷工作。即使這樣，食物還是不能充分被消化，身體吸收不到足夠的養分，體質會越來越弱。所以，健康諺語說：「若要身體壯，飯菜嚼成漿。」

我們提倡吃飯細嚼慢嚥，因為細嚼慢嚥有助於消化。

經過細嚼的食物，能擴大與腸壁的接觸面積，消化液能夠充分發揮作用，從而使腸壁廣泛地吸收食物中的養分。

細嚼慢嚥還可以提前引起胃液和其他消化腺分泌的增多，為食物進入胃腸後充分被吸收作好準備，從而減輕胃的負擔，胃就能細緻地消化食物，把營養輸送到身體的各個部位。

細嚼慢嚥不僅對胃有好處，而且還是美容的絕好運動。科學家指出：細嚼橄欖、甘蔗等耐嚼的食物，能促進面部肌肉運動，可以達到美容目的。

實驗證明：吃同樣的食物，細嚼者和不細嚼者對蛋白質和脂肪的吸收量是不同的。

細嚼者對蛋白質和脂肪的吸收量分別爲85%和83%，而不細嚼者對蛋白質和脂肪的吸收只有72%和71%。

另外，細嚼慢嚥還有以下許多好處。

1. **潔齒防齲**

細嚼對牙齦有按摩作用，能提高牙齦的抗病能力。細嚼時分泌的唾液對牙齒表面的沖洗，能減少齲齒的發生。而粗嚼快嚥，進餐速度過快，很容易咬傷舌頭、腮幫，損害口腔、牙齒和牙床，甚至引起口腔潰瘍。

2. **幫助消化**

細細咀嚼，可以把食物磨得極細，這樣的食物進入胃腸後，營養易於吸收。而狼吞虎嚥吃進去的食物，食物的營養不僅難以吸收，而且還增加了胃腸道的負擔，引起胃腸道疾病。

3. **健腦益智**

研究表明，咀嚼能牽動面部肌肉，促進頭部血液循環。用多普勒顱腦超聲波觀察發現，大腦血流量在咀嚼時可增加20.7%。因此，三餐中多做點豆類、動物骨頭等耐嚼食品，不但健腦，還增長智力。

4.解毒防癌

在咀嚼時，口腔內會分泌出大量唾液，科學家將唾液放到黃麴黴毒素、亞硝基化合物等強致癌物和煙油、肉類燒焦物、焦谷氨酸鈉等可疑致癌物中，結果發現，唾液可使這些致癌物在半分鐘內完全消失。

此外，唾液對某些食品添加劑的毒性有明顯的解毒作用。

5.減肥美容

肥胖者的進食速度比瘦人快，咀嚼吞嚥的次數也比瘦人少。所以，要想無痛苦減肥，只要在吃東西時多嚼幾下就可以了。

在咀嚼過程中，面部血液供應量加大，表情肌協調有規律地活動，可使面色紅潤光澤，有彈性，減少皺紋。

從儀態方面講，細嚼慢嚥顯得這個人很有教養，而狼吞虎嚥則會給人粗野不文明的感覺。

既然細嚼慢嚥有這麼多好處，我們在吃飯時把食物多嚼幾下又何妨呢？

25.若要百病不生，常帶饑餓三分

一個人每天都要吃東西，所謂「吃飯是第一件大事」。可是「吃多少」卻是一個值得注意的問題。這方面的健康諺語很多，比如：「若要百病不生，常帶饑餓三分」就很有價值，類似的還有，如「一飽爲足，十飽傷人」、「一頓吃傷，十頓吃湯」、「一日三餐八分飽」、「食不過飽，飲不過多」等。

由此可見，吃雖然不能少，但是如果吃多了，對身體是沒什麼好處的。正如中醫所說：「若要身體安，三分饑和寒。」

有些年輕人胃口很好，一見好吃的東西就大吃特吃，結果是「吃飽了撐的」，什麼事情都來了。

如果希望身體健康，請記住：吃飯八分飽。

保持健康的最有效的方法，在科學上稱爲「低熱量飲食」，通俗講就是吃七八分飽最好。

美國科學家曾經用猴子做過實驗：讓一百隻猴子吃十分飽，另外一百隻猴子只吃七八分飽，定量供應。結果發現，吃七八分飽的猴子要比吃十分飽的猴子高壽得多。

小孩子長身體的時候，多吃一點問題不大，可是進入成年後，特別是到中老年時，由於身體各個系統的代謝功能就已經趨於平穩，甚至出現下降趨勢，因而人體所需的熱量也相對平穩或減少。在這種情況下，如果還吃「十成飽」，就會增加胃腸負擔，造成體內能量過剩。相反地，如果每餐只吃「八成飽」，不僅能預防多種疾病，如糖尿病、心臟病、腎病等，還能消除或防止許多常見的老年病症，如白內障、鬚髮變白、身體虛弱等。此外，節制飲食還可以延緩或防止各種癌症的發生。

這裡還應該提及的是「少食多餐，益壽延年」。進餐次數多，有助於人體更好地吸收熱量，但是體重不會增加；相反地，如果一個人減少進餐次數，每次進餐時吃得過多，實驗表明：二十八天後，體內的脂肪會增加六百克。

一位法國營養學專家說：法國人一般都比較苗條，就是因爲法國人每天至少進餐四次，而北歐人每天進餐三次：充足的早餐、豐盛的午餐和美味的晚餐。所以從總體來看，北歐人比法國人肥胖。

多項研究報告指出：少食多餐有助於降低血液中膽固醇的含量，因此糖尿病人少食多餐有利於治病。

為此，有關醫學專家做了大量實驗，結果表明：每天進餐六次，膽固醇含量就會下降，受試者每天進餐十七次，結果他們的膽固醇比每天進餐三次的人降低20%。

但專家還特別提醒：少食多餐雖說有益健康，但是每天攝入的熱量總量要保持平衡。

26.寧可鍋中存放，不讓肚子飽脹

有些地方流行這樣的諺語：「寧可撐死人，也不占著盆」。意思是說，即使你已經吃飽了，可是為了不占食具，一定要把這頓飯吃得一點不剩才行。實際上，這種做法是不科學的。科學的做法是「寧可鍋中存放，不讓肚子飽脹」，剩飯占著鍋沒關係，把身體弄壞可就划不來了。

要想身體好，吃飯不過飽。大腦是無節制飲食最大的受害者。吃得過飽時，會使大腦反應遲鈍，加速大腦的衰老。

很多人可能有過這樣的感覺：吃得過飽，精神恍惚，昏昏沈沈，這是為什麼呢？這是因為吃得過飽，腸胃負擔過重，血液都去支援腸胃了，從而導致大腦供血不足，得不到足夠的能量維持正常運轉，所以才會出現精神恍惚等症狀。

由於血液被消化系統大量占用，人體內的血液量對整體運轉來講就不能平均分配了，分配在大腦中的血液相對減少，導致思維能力降低。

在消化系統工作時，大腦也得不到休息，必須連續發出消化所需要的複雜指令。所以，血液不足，大腦得不到休息，便會發脹，於是產生困倦。

通過對大腦的研究發現，吃得太飽後，「纖維芽細胞生長因子」就會在大腦中快速增長，而這種因子恰恰是引起腦動脈硬化的「罪魁禍首」。長期「飽食終日」，這種物質在大腦中越積越多，達到一定量時，大腦動脈就會硬化。而腦動脈硬化又是老年癡呆症的根本原因。

因此，節制飲食，可以預防老年癡呆症的發生。

大陸西南地區有一句方言，叫「脹憨了」，「脹」就是吃得過飽，「憨」就是傻。可見，吃得太多對身體眞的不是什麼好事。

當然了，並不是空腹大腦就能保持清醒。如果營養不良或不能保持營養平衡，思維能力也會下降。因此，吃得太少也是不可取的。

要使大腦正常工作，吃八分飽是最佳狀態。

美國權威雜誌《科學》最新報告，少吃東西之所以能促進健康，其根本原因就是吃得少能對與衰老有關的基因產生影響。文章還指出，這項研究的最終結果，可能會幫助人們找到延長壽命的方法。

27.每餐留一口，活到九十九

少吃不僅僅能讓人身體健康，還能延年益壽，正如健康諺語說的：「每餐留一口，活到九十九。」

人爲什麼會衰老？這個問題一直困擾著人類，是科學上最想揭開的一個謎。科學家們對此有各種各樣的答案。

有一種理論聽起來還能讓人接受：衰老是由於某種物質在體內「燃燒」所產生的一種「毒素」引起的，這種物質叫做「自由基」。吃得越多，我們的身體「中毒」越深，衰老也就越快。那麼，是不是可以反推過去：適度節制飲食有利於長壽呢？

科學研究證明：事實正是如此。

醫學家曾用小白鼠做實驗，同年齡的小白鼠，飽食終日的活了一年，只餵七八成飽的卻活了兩年。這說明一個問題：節制飲食可以延年益壽。

控制飲食還有以下作用：

1.能夠降低血壓

日本國立循環系統研究中心的喘村先生，曾選擇十七位超過標準體重20%以上的肥胖婦女，讓她們逐漸減少飲食量，但不專門減少鹽的攝入量，然後觀察其血壓的變化。具體辦法是：不使用任何減肥藥物，在前兩週內，將她們每日攝取的熱量控制在六百二十七至七百一十萬焦耳；以後兩週中，每日再降至三百三十四萬焦耳。結果發現，減少飲食量以後，十七名肥胖婦女的血壓平均下降了88%。

醫生會建議高血壓患者降低飲食中鹽的含量。其實，如果平時注意節制飲食，不吃得過飽，即使不刻意減少鹽分的攝入，也可以收到理想的降壓效果。如果人們從年輕時就養成少食的良好習慣，就可以有效地預防高血壓病的發生。

2.能夠延年益壽

隨著科學技術的不斷進步，很多傳染病都被一個一個地征服，但是高血壓、冠心病、腦血栓、糖尿病等，仍然威脅著人們的健康。這些難以治癒的疾病，均與高脂肪、高膽固醇、高熱量飲食有關。

科學研究表明：假如人不患病或者無意外傷害，可以活到一百一十歲；若限制熱量的攝入，則有望活到一百七十歲，而且實施越早，對健康越有益。

28.常吃素，好養肚

隨著人們生活水準的提高，大酒大肉的時代已經到來，特別是城市和那些「先富起來」一族，整天「吃香的，喝辣的」，以至於「喝壞了風氣、喝壞了胃」。在這種大背景下，健康諺語「常吃素，好養肚」更具有實際意義。

恰當地吃素，不僅僅是「返樸歸眞」的心理需要，更是保持身體健康的需要。資料表明，不少人喜歡吃肉，不是不知道肉吃多了壞處多，吃素對身體健康有好處，而是肉好吃——口感好。

吃素到底是一個什麼概念呢？素食會不會改變體質呢？每個人都適合吃素嗎？帶著這些問題，我們來看一些比較科學的素食理論。

吃任何食物都不是絕對有好處的，吃素也是。就醫學研究的觀點而言，吃素確實對人體有影響，但是只要做到「營養均衡」，吃素還是大有好處的。

人們喜歡追求時尚，時下流行吃素，所以素食的人越來越多，這對防止動脈硬化無疑是有益的。但是不注意膳食的合理搭配，一味吃素，並非是件好事。

現代科學指出，不科學地吃素有四大害處：

1.膽固醇攝入量不夠——適量的膽固醇具有抗癌作用。

2.蛋白質攝入不足——這是引起消化道腫瘤的危險因素。

3.核黃素攝入量不足——會導致維生素缺乏。

4.鋅的攝入量嚴重不足——鋅是保證機體免疫功能健全的重要微量元素。

美國藥物食品檢驗局專家建議：素食者要特別留心微量營養元素的攝入量是否足夠。素食者最容易缺乏維生素B_{12}、維生素D和礦物質鐵、鋅、鈣等。另外，吃素的人最好注意自己是否有腳氣病、夜盲症、牙齦流血的現象，如果有這些現象，就不要吃素。

吃素可以分爲三種：「全素素食」、「奶蛋素食」和「奶素食」。就個人體質而言，身體狀況良好的成年人都可以吃素。

吃素時如果能選擇多樣化的菜式，不偏好幾種食物或幾種菜，這樣就能保證攝取足夠的營養。

1.以全麥麵包、胚芽麵包、糙米等代替白米飯、白麵。

2.豆類如黃豆、毛豆、綠豆或豆腐、豆乾等豆類加工品，含有豐富的蛋白質，可以補充肉類所含的營養成分，且多吃豆類不用擔心膽固醇過高。

3.多吃腰果、杏仁等核果類，其豐富油脂能補充人體所需熱量。

4.肉類所含的鐵質，可從富含高鐵質的水果如番茄、奇異果、葡萄中攝取。

5.素菜的口味應以清淡、少鹽、少糖爲主，這才符合素食者的健身取向。

如果你剛剛加入素食者行列，開始時也許會覺得明明吃得很多，卻餓得很快。這是因爲植物比較容易被腸胃吸收。別擔心，持之以恆，你就能深切感受到吃素對身體健康的好處。

素食者可以多吃檸檬，因爲檸檬富含維生素C，吃了會讓人精力充沛，提高接受能力。

花生也是素食者絕佳的營養品，它含有人體必需的氨基酸，經常吃花生可以使人頭腦清醒，提高分析問題和解決問題的能力。核桃、芝麻、栗子同樣適合素食者，這些食品中的蛋白質、卵磷脂、鋅元素等，能夠給素食者提供足夠的營養。

素食者應該特別注意補充以下營養素：

1.維生素B_{12}。這種營養元素來源於啤酒酵母、乳製品、添加維生素B_{12}的營養強化食品等，具有製造紅血球、幫助生長發育、維持神經系統正常的功效。

2.維生素D。來源於雞蛋、乳酪、添加維生素D的營養強化食品，能夠幫助鈣質吸收，還有助於骨骼牙齒的生長發育。每天接受太陽照射是獲得維生素D最有效的方法。

3.鐵元素。來源於果實核仁類、豆腐、南瓜子等食物，能促進含氧血液的循環。

4.鈣元素。來源於奶類及乳製品、豆漿、豆腐、深綠色葉菜，有強化骨骼牙齒、幫助肌肉收縮、參與凝血反應的作用。

5.鋅元素。來源於杏仁果、豆漿、豆腐、未精製的五穀雜糧類。有助於肌肉的生長發育、幫助協調人體新陳代謝、男性性功能正常化。

29.寧可無肉，不可無豆

沒錢買肉的年代已經過去了，一部分家庭正在轉向以肉食爲主的生活方式。然而，過多進食肉類，對身體的危害是非常大的。我們知道，各種肉類都含有大量的脂肪、蛋白質等高熱量營養成分，多吃會導致各種疾病的發生，例如肥胖、高血脂等。另外，據科學研究發現，由於吃肉引起的慢性非傳染病的發病率也呈不斷上升趨勢。因此，必須控制肉食的攝入量，吃肉不如吃豆腐。

西漢時期的淮南王劉安，是豆腐的鼻祖。豆腐的發明距今約有兩千兩百多年的歷史，如今已成爲風靡全球的最好保健食品了。

豆腐含有鈉、鈣、磷、鋅、鐵等多種元素和維生素A、B_1、B_2、卵磷脂等。

豆腐之所以能成爲世界上公認的保健食品，是因爲豆腐有以下幾大優點：

第一，豆腐富含人體所需的蛋白質。

人體所需要的蛋白質的質和量都很重要。透過對比我們發現：植物性食品所含蛋白質質量，要比動物性食品所含蛋白質質量要好。例如，黃豆含40%，冷凍乾燥豆腐含53

%、豆皮含52%、脫脂黃豆粉含51%，蛋白質含量（除了黃豆）均在50%以上；我們再看看肉類中蛋白質的含量：牛肉含20%、雞肉含21%，魚肉含22%，蛋白質含量僅有20%多一點兒。

大豆蛋白質有降低血液中膽固醇的作用，這是其他食物蛋白質所不具備的。另外，蛋白質還是人體內修補器官組織、調節生理機能不可缺少的重要營養素。而豆腐是由大豆製成的，所以豆腐所含的蛋白質同樣具有以上各種功能。

第二，豆腐中蛋白質互補作用強。

豆腐含有豐富的離胺酸，但稍微缺乏甲硫胺酸，五穀類與大豆製品的胺基酸成分恰好相反，五穀類富含甲硫胺酸但缺少離胺酸。實驗證明：一定量的豆腐與一定量的糙米混合著吃，可增加32%的良質蛋白質。因此豆腐對穀類來說，是一種良好的蛋白質補助劑。

第三，豆腐不含膽固醇，飽和油脂含量也較少。

豆腐是植物性食物，因此完全不含膽固醇，而動物性食物含有膽固醇。醫學研究發現，如果人體內含有過多的膽固醇及動物性飽和油脂，極易引發心臟病。

因此，要減少動物性食物的攝入量，多吃豆腐，保證身體健康。

第四，豆腐容易消化吸收。

食物營養成分的消化吸收最重要。豆腐是由大豆加工而成，在加工過程中，許多有害成分如粗纖維、水溶性碳水化合物及胰蛋白阻礙因子等，在加熱過程中已被破壞。所以豆腐質地柔軟，易消化，是嬰兒、老年人及消化有問題的人的上好食品之一。

第五，豆腐還具有減肥功效。

豆腐是一種低熱量又容易消化的理想減肥食品。

我們可以把豆腐和一些平常吃的食物比較一下：一塊盒裝嫩豆腐（一百克）所含熱量是五十一卡，而同重量的牛排所含熱量爲二百四十三卡，是豆腐的五倍；同等重量的瘦豬肉所含熱量爲一百一十四卡，是豆腐的二倍；同等重量的五花肉含三百七十二卡的熱量，竟是豆腐的七倍多。普通豆腐（一百克）所含熱量是八十七卡，牛排是其熱量的三倍，瘦豬肉是其熱量的一．五倍，五花肉則是其熱量的五倍。

因此，正在減肥的人最好經常吃豆腐。

此外，豆腐中的皂苷能抑制引起動脈硬化的過氧化脂質的產生和吸收，加速脂質分解，對延緩衰老大有好處。

第六，豆腐具有抗癌作用。

植物性化學物質有防癌作用。爲尋找防癌的天然化學物質，科學家特別重視對植物性化學物質的研究。研究發現，大豆中所含的異黃酮素（植物性雌激素）具有抗氧化性、抗突變性、抗血壓、抗發炎及抗細胞分裂增殖等作用，倍受科學家青睞。

美國國家癌症研究所曾報導：一百克豆腐含有四十毫克的異黃酮素。異黃酮素具有抗癌作用，還具有降低血中膽固醇的功能。人體中的膽固醇降低了，發生心臟病的機率就減少了，還能增強骨質，減輕婦女更年期症候，改善與腎臟有關的疾病。

可見，豆腐是一種相當不錯的保健食品。

第七，豆腐物美價廉，做法多樣。

市場上，各種蔬菜的價格潮起潮落、變幻莫測，唯有豆腐的價格，一年四季保持恆定，而且不貴。豆腐能提供質量高的蛋白質，它質地滑嫩、清淡無味，可做成多種菜肴，是男女老少及素食者的日常保健食品。

豆腐風行於全世界，是歷史悠久的保健食品。它這樣受歡迎，主要取決於它的營養性，當然，它的功能性及經濟性也是不容忽視的。

30.吃米帶點糠，營養又健康

時下人們的生活水準有了極大提高，吃的東西越來越趨向於精細化了，吃米一定要除淨雜質和糠，吃麵一定要精要細，否則吃著就不舒服。但是過於精細的米麵的營養不及糙米粗麵。

就拿穀物來說吧，穀類的維生素和膳食纖維多存在於胚芽和麩皮中，麩皮也就是我們說的「糠」。看來，「吃米帶點糠，營養又健康」、「吃米帶點糠，老小都安康」之類的諺語，還眞有其科學依據呢。

穀粒最外層的種皮不能食用。種皮裡是穀皮，主要含纖維素和脂肪，可以食用。穀皮裡是糊粉層，這一層含有豐富的B族維生素和無機鹽，是身體所需維生素B_1的主要來源；谷類的主要成分胚乳包在糊粉層裡，含大量的澱粉和一定量的蛋白質；穀粒的一端是胚芽，胚芽除了含豐富的蛋白質、脂肪、B族維生素外，還含有維生素E。

穀類加工過程是透過輾磨，除去雜質和糠皮，改善口感，使穀物易於消化吸收。糙米輾磨時，穀皮、糊粉層和大部分胚芽都被輾去，成爲白米粒。由於穀粒所含的維生素、無機鹽等，都集中在穀粒周圍的糊粉層和胚芽中，因此米麵加工得越細，營養損失——特別是B族維生素的損失——就越嚴重，營養價值就越低。

現在市場上不少米麵打著精、白、細的旗號，這些米麵裡缺乏維生素B_1，經常食用會出現疲倦、煩躁、食欲不振、便秘和工作能力下降等症狀，重症者患上腳氣病，嚴重者危害身體健康。

另外，精白米麵基本沒有糠麩，而纖維素含在糠麩裡，營養中缺乏纖維素會導致結腸癌、高膽固醇血症、糖尿病以及痔瘡等疾病。

所以，吃米帶點糠，營養又健康，這種說法有一定的道理。

以下這幾點小小的建議，希望能給您帶來幫助：

1.不要迷信帶「精白」字樣的米麵，標準米、標準粉完全符合人體健康需要。標準米麵的尺度是一百公斤糙米和小麥分別加工成九十五公斤白米和八十五公斤麵粉。過精過細的米麵雖然口感細膩柔軟，但也有很多弊端。據研究認證，現代「富貴病」如中風、糖尿病、高血壓、心腦血管病等發病率增高，與人們吃得越來越精有著千絲萬縷的聯繫。

2.餐桌上的主食應該粗細搭配，粗食雜糧中，也含有人體所需的營養成分。

粗糧中的營養成分保存較好，吃粗糧的人通常比較苗條。在日本，由蕎麥、燕麥製作的麵食被稱爲「健康食品」，據說常吃能降低糖尿病、高血壓、高血脂以及癌症的發病率。

最近許多營養專家主張多吃粗糧、雜糧和薯類。因爲粗糧、雜糧、薯類中含有的維生素、礦物質、粗纖維，比大米、小麥粉等營養元素要豐富，更重要的是它，還具有保健功能。

3.值得注意的是，做米飯時淘米的次數不宜過多，不要用力搓米，不能用流水沖洗，也不適合用熱水淘米，防止營養流失。

4.吃完麵條和餃子不要忘了喝湯，這叫「原湯化原食」，湯中也有營養，喝了麵湯和餃子湯，營養吸收得就更充分了。

31.三天不吃青，兩眼冒金星

在江蘇南京一帶流行著這樣一句健康諺語：「三天不吃青，兩眼冒金星。」青菜屬於蔬菜中的綠葉類，色澤明媚、鮮嫩味美，是蔬菜中的首選。

春季的青菜，味略淡而鮮，維生素含量豐富，含水量也特別高。夏秋季節的青菜味略苦，富含對人體去暑降溫作用的物質，具有降邪熱、解勞乏、清心明目、益氣壯陽等作用。冬季的青菜略帶甜味，這是由於冬天的青菜沒有強烈的陽光照射，因此與光合作用有關的營養物質逐漸增多，含水量相對減少，澱粉類物質轉化成麥芽糖，所以味甜。

營養學家指出：成年人每天應吃五百克以上的蔬菜，其中青菜應占總量的一半。青菜與油菜、小白菜、青椒等一樣，富含維生素C。牙周易出血、易患感冒的人，就是因爲缺乏維生素C，所以應多吃青菜。青菜中的維生素C還能阻斷亞硝酸鹽合成致癌物「亞硝胺」。

多吃青菜還能減輕消化系統的負擔，對高血壓及失眠者有一定的鎮靜作用。青菜還含有能阻止醣類轉化成脂肪的物質，這一功效對肥胖者有益。青菜還有潤腸效果，所以建議便秘的人多吃青菜。

青菜中富含鉀元素。鉀元素屬鹼性，對胰臟和唾液腺有利。糖尿病人最適合於吃青菜，因爲糖尿病患者的胰臟已失去控制血糖量的功能，而胰臟的化學元素主要是鉀，所以含鉀豐富的青菜對糖尿病患者有特殊價值。

青菜不易儲藏。新鮮的青菜，買回來後不及時吃掉，除口感欠佳外，往往還會損失大量的維生素。買回來的青菜，從表面上看已經停止了生長，其實它的內部仍進行著複雜的生物學變化和物理變化。由於這些變化，青菜的營養成分和食用質量下降。俗話說「早上鮮，中午蔫，晚上端」，就是對青菜質量變化的描述。

青菜在攝氏二十度的環境裡放一天，維生素C就會損失60%左右。如果想儲存青菜，應該在避光、通風、乾燥、陰涼的地方，也可以放在冰箱裡。儲存青菜的方法是將青菜洗淨，擦乾表面水分，裝入塑膠袋，紮緊袋口，然後放到溫度爲零度至十度的冷藏室就可以了。

大家可能覺得炒青菜簡單，只要將青菜洗淨、切碎、放到鍋裡，加上各種佐料，炒熟不就行了嗎？其實，炒青菜大有學問呢。要是炒的方式不對，不但味道不好，色澤不對，營養價值也會隨之降低。

炒青菜關鍵是要把握好火候和加鹽時間。

首先，把油加熱到略微冒煙，然後放入青菜急炒，不停翻動，到顏色變成半熟時再放鹽，因爲過早放鹽會使青菜出水。當青菜溢出少量湯汁時，加入味精，不可蓋鍋。炒青菜時有十二字訣：「猛火快炒，寧可偏生，不可過火。」否則維生素C就會損失殆盡。

青菜除了含有大量的維生素C之外，還含有豐富的纖維素、果膠、有機酸和無機鹽等。

小小青菜，營養如此之豐富，做法如此簡單，所以，是一種很划算的餐桌佳品，提倡大家多吃青菜。

32.寧可食無肉，不可飯無湯

湯是必不可少的佐食佳品，有句諺語說得好：「寧可食無肉，不可飯無湯。」一頓飯，可以沒有肉，但是一碗好湯是必不可少的。四川地區也有句健康諺語：肉管三天，湯管一切，這句話引申出來的意思就是說，無論什麼東西，它熬出的湯永遠比其本身有營養。有人說：「會吃的喝湯吃肉，不會吃的只吃肉不喝湯。」

可見湯在一頓飯中是多麼重要。

世界上的湯風味各異，種類不計其數。有葷湯、素湯；清湯、奶湯；鹹、甜、酸、辣、滷鮮湯等，應有盡有，令你眼花繚亂、目不暇接。

日常多見的湯有雞湯、骨頭湯、蛋花湯及各種羹汁等。有的湯適合熱喝，有的則適合冷喝。不管是中餐還是西餐，正式宴會還是家庭小聚，一鍋色香味俱全的湯，必然會爲餐桌增色不少。

美國是愛喝湯的國家。據統計，美國人一年要喝掉一百億碗湯，96%的美國家庭起碼三天喝一次湯。不過比起中國南方人來，美國的三天喝一次湯就不值一提了。我國的南方地區，大多數家庭每天都要做湯，浙江寧波人可謂名副其實的「喝湯族」，幾乎每頓都離不開湯。

有人把喝湯戲稱爲「最廉價的健康保險費」，各國對湯都有獨特的評價。日本人認爲海帶湯特效非凡，因而爲婦分娩後，首先要喝海帶湯；朝鮮人竟把蛇肉湯視爲治療神經系統疾病的靈丹妙藥，並認爲這種湯具有長壽之功效；蘇格蘭人患了感冒就喝麻雀洋蔥湯，據說療效非常好。

研究表明，喝菜湯能減輕你的體重，又不至於有饑餓感。喝湯的人每餐可少吸收一百至一百九十卡的熱量。喝湯會使人產生一種飽感，而同等熱量的其他食物則不會有這種感覺。喝湯減肥法有減肥藥物所不能比擬的優點：效果持久，而且不反彈。

由於做湯的原料不同，湯的價值也不盡相同。

老母雞湯是病人的首選好湯，是促進病人康復的營養佳品；公雞湯和牛肉湯也是不錯的補身養生的絕好選擇，是病人的輔助藥方；加蒜和胡椒的熱湯能迅速治療感冒；骨頭湯裡含有骨膠，可使骨髓生長白血球的能力加強，能延緩衰老；海蜇、荸薺切片水煮成湯，有清熱、止渴、除煩、化痰之功，可治肺熱咳嗽、痰濃黃稠、小兒頸淋巴結核、熱病煩躁、大便秘結等症；連米湯都有治療嬰兒腹脹、脫水的神奇功效呢！

一碗湯的營養價值不容忽視，既能調節營養均衡，又能爲餐桌增光添彩，所以，大家行動起來，經常爲自己和家人做一碗湯，喝出健康來。

33.飯前喝湯，勝過藥方

在中國，很多地方都流傳著「吃飯先喝湯，不用醫生開藥方」、「飯前喝湯，苗條健康」、「飯前先喝湯，勝過良藥方」等健康諺語，這是人們從生活實踐中總結出來的「金玉良言」。

有人喜歡飯後喝湯，並美其名曰「灌縫」；有人習慣飯前喝湯，稱之為「墊底」。從健康角度考慮，一前一後，大有講究。

中國人的用餐習慣一般是先吃主食，然後喝些菜湯；西方人的用餐習慣是先喝點湯，再吃主食。在西方國家就餐，餐桌上最先上的是湯，其道理就在這裡。

兩種不同的用餐習慣，究竟哪一種更科學更合理呢？

健康諺語「飯前喝湯，勝過藥方」，是有科學道理的。

這是因為：從人的口腔、咽喉、食道到胃，就像一條長長的管道，是食物必經之路，在吃飯之前，如果先喝幾口湯，就好像給這條必經之道加了點「潤滑劑」，食物就能順利下嚥，防止乾硬的食物刺激消化道黏膜。

在吃飯時，不時喝點湯水也是有益的，可以稀釋和攪拌食物，從而有助於胃腸對食物的消化、吸收。如果飯前不喝湯，飯時也不進點湯水，在飯後就會因胃液大量分泌而使體液喪失過多而口渴。感到口渴才喝水，就會沖淡胃液，影響食物的消化、吸收。

研究發現，養成飯前或吃飯時不斷喝點湯水的習慣，可以有效地減少食道炎、胃炎等疾病的發生。資料表明，常喝各種湯、牛奶、豆漿的人，消化道也最容易保持健康狀態。

「飯前喝湯，苗條健康」，這句健康諺語很流行。現在流行減肥，減肥藥風起雲湧，實際上靠減肥藥減肥效果很不好。減肥的最好方法就是「少吃多運動」。也就是說，減肥的最好辦法就是透過調控主食控制體重，這是最最基本的好辦法。在調控主食的同時，再增加適量運動，這是最經濟最有效的方法。

「飯前喝湯，苗條健康」，其道理就在這裡。飯前喝湯，湯流到胃裡去了，透過迷走神經反射到腦幹的食欲中樞，食欲中樞神經的興奮就會下降，飯量可以減少三分之一。如果沒有湯，撥點菜用開水沖一沖，先喝掉，食欲也會下降。喝湯之後，吃飯的速度就會降下來，細嚼慢嚥，就能少吃不少東西。

飯後喝湯，越喝越胖。因爲吃飽飯再喝湯，胃被撐得很大，加上湯裡有很多脂肪，熱量高，所以飯後喝湯就會越喝越胖。

飯前喝湯是廉價的健康保險，湯「灌縫」不如湯「墊底」。總之，喝湯以胃部舒適爲度，飯前飯後都切忌「狂飲」。

注意：瘦人要變胖，飯後喝湯；胖人想變瘦，飯前喝湯。不要小看這一字之差。

還有一點值得注意：就是湯泡米飯。這是一種不好的習慣。長期吃湯泡米飯，消化功能就可能減退，從而引發胃病。這是因爲，在消化食物的過程中，咀嚼時間較長，唾液分泌量就多，有利於潤滑和呑嚥食物；如果湯與飯混在一起，食物在口腔中沒被嚼爛就進入了胃裡。這不僅嘗不到美食的好滋味，味覺神經也不可能充分獲得刺激，產生不了足夠的消化液，食物就不可能被很好地消化吸收，時間長了，就會導致腸胃疾病。

34.吃麵多喝湯，免得開藥方

很多人吃麵只吃麵條，而把湯倒掉，這是不對的，倒不是捨不得那一碗清麵湯，而是麵湯裡含有大量的營養。健康諺語說，「吃麵多喝湯，免得開藥方」，充分說明了麵湯的價值。

麵粉中含有大量的維生素，在酸性環境中，維生素B_1是比較穩定的，但加鹼做麵時，這種穩定性受到了破壞。煮麵條時，大量的營養素會流失到麵湯中，一般可損失49%的維生素B_1、57%的維生素B_2和22%的維生素B_3。煮餃子時，高溫也會使大量的營養素流失。

維生素B_1又叫硫胺素，別名爲抗神經炎素，是一種水溶性維生素。它能促進碳水化合物和脂肪的代謝，在能量代謝中起輔酶作用；能提供神經組織所需要的能量，防止神經組織萎縮和退化，預防和治療腳氣病；還能維持正常的食欲，保持肌肉的彈性和健康的精神狀態。

維生素B_2又叫核黃素，在體內參與糖、蛋白質、脂肪的代謝，還與維持視網膜的正常機能有關。此外，它還是脂肪轉化爲能量不可缺少的營養素。用於治療口角潰瘍、唇炎、舌炎、結膜炎、陰囊炎及脂溢性皮炎等疾病。

維生素B_3又叫尼克酸、煙酰胺、煙酸。它能溶於水，在人體中可利用色氨酸合成，是合成性激素不可缺少的物質。還能促進血液循環，降低血壓、膽固醇和三酸甘油酯，減輕胃腸障礙等。

可見，麵粉中大量流失到湯裡的維生素B_1、B_2、B_3對人體非常重要，在吃完麵條和餃子之後，應該把麵湯喝下去，這樣可以很好地防止麵食中的營養素的損失。所謂「原湯化原食」，就充分說明了這一點。

35.早喝鹽湯如參湯，晚喝鹽湯如砒霜

鹽是人體不可缺少的成分，可是怎樣補充鹽分，這是有講究的。健康諺語說得好：「早喝鹽湯如參湯，晚喝鹽湯如砒霜。」

出汗較多，體內部分鈉離子、鉀離子丟失，出現低鈉血症或低鉀血症狀，這就要補充鈉和鉀。一般的方法就是多飲用淡鹽水和含鉀較高的食品或者飲料。可是，不少人都是在出汗之後，有的甚至出現疲乏無力、口乾、眩暈、肌肉疼痛、手足麻木等症狀時，才想起喝些淡鹽開水。如此則會加重腎臟負擔，往往起不到應有的作用。

養成主動補鈉的好習慣，在大量出汗前或天熱時，清晨起床就喝些淡鹽開水，就能使出汗後體內的鈉含量保持平衡，以維護正常的新陳代謝，穩定細胞內外滲透壓，調節體內酸鹼平衡。研究發現，早晨飲淡鹽水能夠被機體迅速吸收，起到稀釋血液、增加血流量，預防腦血栓、動脈硬化的作用。

因此，「早喝鹽湯如參湯」，也是預防習慣性便秘及養生保健的好方法。如果晚上喝鹽湯，就可能出現食鹽超過人體的需要，因此就有了「晚喝鹽湯如砒霜」的說法。

36.夏天一碗綠豆湯，解毒去暑賽仙方

在酷熱難耐的夏天，人們都知道喝綠豆湯可以清熱解毒。民間廣為流傳「夏天一碗綠豆湯，解毒去暑賽仙方」這一健康諺語。早在古代，人們就懂得用綠豆湯清熱解毒。

唐朝孟洗有說綠豆能「補益元氣，和調五味，安精神，行十二經脈，去浮風，益氣力，潤皮肉，可長食之」；古代醫學家李時珍說綠豆能「解金石砒霜草木一切諸毒，宜連皮生研水服」；清朝王士雄的《隨息居飲食譜》中，稱綠豆「甘涼，煮食清膽養胃，解暑止渴，潤皮膚，消浮腫，利小便，止瀉痢，醒酒弭疫……」

中醫認為，綠豆性味甘寒，入心、胃經，具有清熱解毒、消暑利尿之功效。《本草綱目》記載說：用綠豆煮食，可消腫下氣、清熱解毒、消暑解渴、調和五臟、安精神、補元氣、滋潤皮膚；綠豆粉解諸毒、治瘡腫、療燙傷；綠豆皮解熱毒、退目翳；綠豆芽可解酒、解毒。可見綠豆既可藥用，也可食用。

綠豆有很高的營養價值。據測定，綠豆含蛋白質22.1%，脂肪0.8%，碳水化合物59%，熱量三百三十二千卡，還含有鈣、磷、鐵及維生素A、B_1、B_2、煙酸及肽類等。其

中氨基酸含量比較完全，尤其苯丙氨酸和賴氨酸含量較高，如與大米混合食用，會提高它的營養價值。因此，夏天人們常吃綠豆粥。

綠豆還有許多用途。綠豆衣適量和鮮荷葉煮水，冷卻後可作解暑涼茶，並可去痱子。綠豆配甘草煮汁飲服，可解療腫瘡毒和藥物中毒及酒食中毒。還有，用仙人掌搗爛與綠豆粉調成糊狀外敷，對治療乳腺炎、腮腺炎有一定作用。用綠豆粉加冰片調勻外敷，可治濕疹皮炎瘙癢。有高血壓和高血脂的患者常吃綠豆，有輔助降血壓和防止血脂升高的作用。用綠豆、小紅豆、黑豆各少許，加入適量的水煴火熬煮，加紅糖少許，常飲可消熱解毒。

民間還用綠豆衣、乾菊花做枕心，可清火、明目、降血壓；用綠豆與茶葉一起煎水治療流感；綠豆與冰糖煎水治療噁心；將綠豆放入豬苦膽中，風乾後每次服十粒，能治療高血壓。

值得注意的是：綠豆不宜煮得過爛，否則有機酸和維生素會遭到破壞，降低清熱解毒的效果。

綠豆性涼，綠豆湯能清熱解毒，但脾胃虛弱的人不宜多喝，正在吃中藥的人也不宜多喝。

37. 晨吃三片薑，如喝人參湯

生薑是一種最常見的佐料，也是一種中藥材。《論語．鄉黨》中就記載了孔子生平「不撤薑食」，可見在兩千五百年前，人們就知道吃生薑對身體有益。

中醫書上說：生薑能益脾開胃，止嘔，溫經散寒，解頭疼、發熱，調理痼冷沈寒、霍亂腹痛、吐瀉之疾等。在中國，各地流傳著關於生薑的健康諺語：「早吃三片薑，如喝人參湯」、「一日不吃薑，身體不安康」、「冬吃蘿蔔夏吃薑，不用醫生開藥方」、「早晨吃片薑，賽過人參鹿茸湯」、「冬天一碗薑糖湯，去風去寒賽仙方」、「冬有生薑，不怕風霜」等。

薑，味辛、氣微溫、氣味輕、無毒，四季不缺。生拌煎炒做湯均可放薑，所以說，薑是飯桌上不可缺少的佐料之一。

由於生薑辣味特殊，不少人望而卻步，殊不知生薑有很好的保健作用。

生薑所含的阿斯匹林（乙酰水楊酸），對降血脂、降血壓、預防心肌梗塞有特殊作用；薑所含的薑酚，具有較強的利膽作用，可防治膽囊炎、膽石症；薑還可以調節前列腺機能——在控制前列腺素血液黏度等方面具有重要作用。

最新醫學科學研究還顯示，經常食用生薑能夠除去「體鏽」——老年人的體表、尤其是臉部的褐斑，俗稱「老年斑」，這是體內自由基作用於皮膚引起的「鏽斑」。體內自由基作用於各臟器形成類似的體鏽，如果自由基過度活躍，可致人早衰。

營養學家研究發現，生薑所含的薑辣素和揮發油，能夠刺激神經系統，激發人的靈感。薑辣素和揮發油能夠稀釋血液，血液因而流動更加暢通，給大腦提供更多氧氣。因此，生薑能夠使人思路開闊、產生創造力。專家指出，從事新聞、藝術、寫作的人，應該多吃生薑，這對他們的創作很有幫助。

美食家說，薑、醋是中國食療方面的智慧結晶。要想身體強健，就應該使血液呈微鹼狀態。可惜現代人經常「食不厭精」，比如肉食，都是高蛋白質及高脂肪的食物，令人體的血液偏向酸性。醋的味道雖然帶酸，但進入人體後，會將血液變爲微鹼，黏性很低，能有效清除各種酸性廢物。

醋能將骨頭內的鈣質溶化出來，薑能驅風散瘀。因此中國自古相傳，孕婦產後須吃薑、醋，以補充鈣質的流失和調節身體。此外，胃寒的人亦不妨吃些薑、醋，中醫認爲薑、醋有暖胃功效。

因此，不要把生薑當成簡單的調味品。

雖說生薑對人體有益，但是不可多食，因爲生薑辛辣，凡陰虛內熱、熱病、瘡瘍、痔疾者忌之。實際上，即使無內熱之人，如果過量久食，也會蘊熱生病。

前面我們說過，「冬吃蘿蔔夏吃薑，不用醫生開藥方」，理由是：夏天炎熱，人們習慣貪涼，喜服寒涼之品，夜間又感受夜寒，易產生暑濕，影響脾胃。因此夏季有些人胃口會下降，少食厭膩。因此，喝一點薑湯，做菜時多加點薑，不僅能夠散寒祛暑，還可以治療因吃不潔食物而引起的腹痛、腹瀉、嘔吐等。

38.女子三日不斷藕，男子三日不斷薑

健康諺語「鮮藕止血，熟藕補血」、「包飯用荷葉，清香又解熱」、「女子三日不斷藕，男子三日不斷薑」等，都說明藕對人的健康很重要。

現代醫學研究表明，荷葉含鞣質、維生素C及荷葉鹼。藕節含鞣酸、天門冬酰胺、澱粉、維生素C等。

蓮子含澱粉、棉子糖、天門冬素、蜜三糖等，是營養豐富的滋補食品，有助睡眠。所以有句諺語說：「若要不失眠，煮粥加白蓮」。

中醫學認爲，蓮子味甘澀、性平，入心、脾、腎經，具有補脾益腎、養心安神之功，可以收斂浮越之心陽，使人寧靜而容易入睡，被《神農本草經》列爲上品。

此外，蓮各個部位的成分都不同，荷花和蓮鬚含木犀草素、槲皮素、異槲皮素；荷蒂含荷葉鹼、槲皮素，及酒石酸、檸檬酸、琥珀酸等有機酸及鞣質；蓮心含氧化黃心樹寧鹼，有抑制鼻咽癌的功效，並含蓮心鹼、荷葉鹼。所以說，荷全身都是寶。

蓮藕爲睡蓮科多年生水生植物的肥大根莖，原產於印度和中國。我國栽培約有三千

年的歷史，至今在我國南北各地均有種植。蓮藕是高碳水化合物低脂肪食物，除了含蛋白質、澱粉、多種維生素、胡蘿蔔素外，還含天冬鹼、氨基酸、胡蘆巴鹼、焦性兒茶酚、新綠原酸等。

無論生吃、熟食，藕都有醫療作用。《本草經疏》中說，藕「生者甘寒，能涼血止血、除熱清胃，主消散瘀血、吐血、口鼻出血、產後血悶，治金瘡傷折及止熱渴、霍亂、煩悶、解酒等；熟者甘溫，能健脾開胃、益血補心、消食、止瀉、生肌，久服令人心歡止怒」。

生藕性寒，甘涼入胃，可消瘀涼血，清熱止渴，開胃，婦女產後生冷皆忌，只有生藕不忌。民間用鮮藕洗淨切片，加白糖拌食，有清熱解暑的功效。如將鮮藕壓榨取汁，清熱生津的功效更強。《溫病條辨》中載有治療急性熱病、發熱口渴的名方「五汁飲」，其中就有鮮藕汁。飲用鮮藕汁對於流鼻血、吐血、痰中帶血以及產後出血，均有涼血止血的功效。

熟藕性溫，有養胃滋陰功效，藕節含有豐富的單寧酸，有收縮血管作用，可止血，治療吐血、咳血、尿血、便血、子宮出血等症。鮮藕熟食無袪瘀清熱功效，有滋陰、補心、益胃的作用。脾胃虛弱者宜食用熟藕。

藕生熟都可食用，也可入藥，是生活中不可多得的菜肴和健身補體佳品。尤其是女性陰柔，更應「三日不斷藕」。

39.蘿蔔出了地，郎中沒生意

豐子愷是著名的藝術大師，可是對常見的青菜蘿蔔、粗茶淡飯情有獨鍾。一次吃蘿蔔，他跟子女們講了蘿蔔的許多好處：富營養、可藥用、能防病，並引用一句健康諺語：「蘿蔔出了地，郎中沒生意。」

關於蘿蔔的健康諺語很多，比如「蘿蔔上大街，大夫沒買賣」、「吃蘿蔔喝綠茶，氣得醫生滿街爬」、「蘿蔔青菜，各有所愛」、「冬吃蘿蔔秋吃梨」、「上床蘿蔔下床薑，不勞醫生開處方」、「蘿蔔纓子不要錢，止瀉止痢賽黃蓮」等。可見人們不僅喜愛蘿蔔，對蘿蔔促進健康的益處也是知之甚多。

蘿蔔是一種極平常極不起眼的蔬菜，可是不可小看其價值。民間把蘿蔔稱做「小人參」。《辭海》說：蘿蔔「原產我國……爲我國主要蔬菜之一。生蘿蔔含澱粉酶，能助消化。子可入藥」。

作爲一種普通蔬菜，蘿蔔不但營養豐富，還有較高的食療價值。

蘿蔔又名萊菔、羅服、土酥、溫菘、秦菘，栽培食用歷史悠久，《詩經》中就有關於蘿蔔的記載。

蘿蔔既可用於製作菜肴，炒、煮、涼拌等俱佳，又可當做水果生吃，味道也很鮮美；還可醃製泡菜、醬菜，如揚州的醬蘿蔔頭、蕭山蘿蔔乾等，已經成爲當地的特產。

蘿蔔含水分91.7%，富含維生素C，含一定量的鈣、磷、碳水化合物及少量的蛋白質、鐵及其他維生素，還含有木質素、膽鹼、甘酶、觸酶、澱粉酶、芥子油等成分。

研究證明，蘿蔔具有防癌、抗癌功能。這是因爲：

1.蘿蔔含有大量維生素A、維生素C，這是保持細胞間質的必需物質，能夠抑制癌細胞生長。美國、日本等國家研究發現，蘿蔔中的維生素A，可把已經形成的癌細胞轉化爲正常細胞。

2.蘿蔔含的糖化酵素，能分解食物中的亞硝胺，可大大減少這種物質致癌的作用。

3.蘿蔔中有較多的木質素，能夠提升人體內的巨細胞吞吃癌細胞活力二到四倍。蘿蔔中的蘿蔔素即維生素A原，能夠促進血紅素增加，提高血液的濃度。

4.蘿蔔含芥子油和粗纖維，可促進胃腸蠕動，推動大便排出。

5.常吃蘿蔔可降低血脂、軟化血管、穩定血壓，預防冠心病、動脈硬化、結石症等疾病。所以常吃、多吃蘿蔔，對人類健康有益無害。

食用蘿蔔應該注意：

1.蘿蔔種類繁多，生吃以汁多辣味少的爲好，不愛吃涼性食物的人以熟食爲好。

2.蘿蔔是寒涼蔬菜，陰盛偏寒體質、脾胃虛寒的人不宜多食。

3.胃潰瘍及十二指腸潰瘍、慢性胃炎、單純甲狀腺腫、先兆流產、子宮脫垂等病人忌食蘿蔔。

4.蘿蔔嚴禁與橘子、梨、蘋果、葡萄同食。臨床觀察發現，蘿蔔等十字花科蔬菜攝入人體後，迅速產生一種叫硫氰酸鹽的物質，並很快代謝成另一種抗甲狀腺的物質。此時，如攝入含大量植物色素的水果如橘子、梨、蘋果、葡萄等，水果中的類黃酮物質在腸道轉化成羥苯甲酸及阿魏酸。羥苯甲酸及阿魏酸能夠起到硫氰酸抑制甲狀腺，從而誘發或導致甲狀腺腫。

40.人說苦瓜苦，我話苦瓜甜

廣東省客家人中流傳著這樣一句諺語：「人講苦瓜苦，我話苦瓜甜。甘苦任群擇，不苦哪有甜。」

苦瓜又名癩瓜、錦（金）荔枝、涼瓜、君子菜等，原產印度東部，大約是明代初傳入我國南方。苦瓜屬於葫蘆科，是一年蔓生植物。它的莖、葉、花和果實都與爲不同，很是奇特，可作觀賞植物栽培，但由於果實的營養價值和藥用價值很高，苦瓜通常作爲蔬菜栽培。

歷代醫學都認爲苦瓜有清熱解暑、明目解毒之功效。

李時珍說：「苦瓜氣味苦、寒、無毒，具有除邪熱，解勞乏，清心明目，益氣壯陽。」《隨息居飲食譜》記載：「苦瓜青則苦寒，滌熱、明目、清心。可醬可醃，鮮時燒肉先去苦味，雖盛夏肉汁能凝，中寒者勿食。熟則色赤，味甘性平，養血滋甘，潤脾補腎。」

據科學研究發現，苦瓜對腸炎、痢疾等胃腸道疾病，有很好的治療和預防作用。夏天溫度較高，食物容易變質，人們吃了變質的食物，會導致腸炎、痢疾等疾病。所以，夏天常吃苦瓜，對身體極爲有利。

苦瓜有各種吃法，我們介紹幾種簡單易學的方法，供大家參考。

1.將苦瓜榨汁，做成苦瓜涼茶，夏季飲用，有清火消暑作用。

2.將苦瓜切成片，鹽醃片刻，再加以肉末，用蒜頭、豆豉同煎，色美味鮮。

3.鮮苦瓜一個，剖開去瓤，放進茶葉，再合上，懸掛通風處陰乾備用。食用時每次取五至十克，水煎或泡開水代茶飲，可治中暑發熱。

4.鮮苦瓜一個，剖開去瓤，切碎，水煎服，可解煩熱口渴。

5.鮮苦瓜一個，搗爛如泥，放入適量的糖，攪拌均勻，兩小時後將水濾出，一次冷服，可治急性痢疾。

苦瓜有「植物胰島素」的美譽，是一種藥食兩用的食療佳品，對糖尿病的治療效果尤佳。

作爲食品，由於苦瓜味苦，人們對苦瓜的態度大不相同，喜歡吃苦瓜的人把苦瓜視爲「餐桌佳肴」，覺得它味苦清香，能提高食欲。那些不愛吃苦瓜的人，也正是由於苦瓜的苦味，對它敬而遠之。

但從入藥的角度說，苦瓜的作用不容置疑。

最近幾年的研究表明，苦瓜中的多肽類物質，有快速降低血糖的作用，還能夠預防和改善糖尿病併發症，具有調節血脂、提高免疫力的作用。

所以，苦瓜被一些營養學家和醫生推薦爲治療糖尿病的良藥，患有糖尿病的中老年人朋友，可以多吃些苦瓜。

減肥一直是全世界關注的焦點，許多「特效」減肥藥品層出不窮，至於減肥效果，似乎不容樂觀。但在陝西省漢中地區，有些人無論怎麼吃都不會得肥胖症，身材苗條纖美，皮膚光潔細嫩，難道他們有什麼秘密嗎？

後來，他們保持身材苗條的秘密終於被揭示出來了：原來，這些身材苗條的人每天都會生吃二到三條苦瓜。一條苦瓜含有0.4%的減肥特效成分——高能清脂素。

一九九八年，美國凱里博士從苦瓜中提取了極具生物活性的成分——高能清脂素，進行實驗。

實驗結果讓人看到了減肥的希望：每天服用一毫克高能清脂素，能阻止人體吸收一百克左右的脂肪，並使腰圍縮小〇．一八公分之多。如果每天服用二到四毫克高能清脂素，三十天後，據最保守的估算：吃進的食物有十二到二十四斤脂肪未被人體吸收，而儲存在腰、腹、臀、大腿等處的脂肪，有六至十四斤被分解供人體利用。

正在減肥的朋友們，告訴你們一個特大喜訊：減肥正在朝著輕鬆有效的方向發展，不要再迷信所謂的「特效」減肥藥了，也不要再天天汗流浹背地做大量運動了，一天吃一根苦瓜，困擾你的肥胖問題就會迎刃而解了。

41.吃了十月茄，餓死郎中爺

中國民間流傳「吃了十月茄，餓死郎中爺」、「多吃紫茄煮米飯，黃疸肝炎好得快」等健康諺語，這些說法是不是有科學依據呢？

美國一家醫學雜誌載文《降低膽固醇十二法》，茄子排在第一位。巴西科學家做過「肥胖兔子」實驗，結果發現，吃過茄子汁的兔子與沒吃過茄子汁的兔子，前者膽固醇含量下降10%。

最古老的經驗，得到了最新科學的支持！

茄子是夏秋季節時鮮蔬菜，在中國的培育史很長。茄子是茄科植物的果實，有紫色、黃色、白色、青色等多種；形狀上有圓形的圓茄、橢圓形的燈泡茄、長柱形的線茄。

中國大部分地區都可以栽培，夏、秋之季果實成熟，含有豐富的營養物質，可與番茄媲美。除維生素A、維生素C含量低於番茄外，其餘各類維生素、脂肪、磷、鐵、糖類很接近，蛋白質、鈣含量高番茄三倍，熱量高一倍。茄子富含胡蘿蔔素、硫胺素、核黃素以及人體所必需的八種氨基酸，維生素E的含量居茄果類之首。

經常吃茄子，能提高人體對各種疾病的抵抗力、抗衰老能力。茄子對降低膽固醇有獨特之功效，具有抑制人體消化系統癌細胞生長的作用，對結腸癌、食道癌有一定的防治作用。茄子具有清熱涼血、活血散瘀、利大便等功能。主治腸風下血、熱毒瘡瘍、乳房皸裂、皮膚潰瘍等疾病。

據國內外專家研究發現，茄子對一些常見的疾病有防治功效：

1.高膽固醇血症：茄子纖維中所含的皂甙，能降低膽固醇。

2.內痔便血：鮮茄子一到二個，洗淨放於碗中，油、鹽少許，放鍋中隔水蒸熟，連食數日，可治內痔出血。此種方法對便秘也有一定療效。

3.預防癌症：茄子的龍葵素，能抑制消化道腫瘤細胞的增殖，對胃癌、直腸癌有很明顯的抑制作用。

4.出血性疾病：紫茄子中的維生素P，能夠改善毛細血管脆性，防止小血管出血。茄子對高血壓、動脈硬化、咯血等有一定防治作用。

5.減少老年斑，減緩衰老：茄子富含維生素A、維生素B、維生素C及蛋白質、鈣等，能夠使血管變得柔軟些。因此，多吃茄子有助於減少老年斑，延緩衰老。

42.胡蘿蔔，小人參；經常吃，長精神

胡蘿蔔是張騫通西域引進的，在我國有數千年栽培史。中醫認為，胡蘿蔔性甘平，歸肺脾，具有健脾化滯、清涼降熱、潤腸通便、增進食欲等功效。

現代科學研究發現，胡蘿蔔含豐富的胡蘿蔔素，在人體內能夠轉化為維生素A和膳食纖維，而中國人的膳食結構缺鈣和維生素A，胡蘿蔔正好填補這一空白。維生素A有保護黏膜作用，缺乏維生素A，免疫力會下降。不同年齡段的人如果缺乏維生素A，會有不同反應。孩子缺乏維生素，容易感冒發燒，患扁桃腺炎；中年人缺乏維生素，容易出現癌細胞，動脈硬化；老年人缺乏維生素，就會眼睛發花，視力模糊。

古代就有人說，胡蘿蔔是養眼的蔬菜，對夜盲症有很好的效果。

健康諺語「胡蘿蔔，小人參；經常吃，長精神」，可算一語中的。因此，我們鄭重向大家推薦胡蘿蔔，因為胡蘿蔔具有多種營養，可以養眼、潤膚、美容、護髮等，並且還是價廉物美的蔬菜。胡蘿蔔不怕高溫，溫度再高也不會破壞營養，而其他的蔬菜就不行了。

補充維生素A，能夠促進嬰幼兒的生長發育及維持正常視覺功能，增加兒童抵抗力，防治老人眼睛發花，保護視網膜。

胡蘿蔔還被廣泛用於防治高血壓及癌症的輔助食物。經常吃胡蘿蔔，不容易患感冒，也不容易得胃腸炎。此外，胡蘿蔔還含有較多的維生素C、B_2等營養素。因此，胡蘿蔔被譽爲「大眾人參」，也就是所謂的「小人參」。

在歐洲，胡蘿蔔被製成糕點出售；俄羅斯喜歡用胡蘿蔔做餃子餡，中國應該大力開發這方面的健康食品。

胡蘿蔔是餵養嬰兒的價廉物美的輔食。從嬰兒四個月開始，便可給嬰兒餵食胡蘿蔔泥，一方面能補充嬰兒成長所需的營養素，另一方面又可以讓嬰兒嘗試並適應新的食物，爲今後順利過度到成人膳食打好基礎。

值得注意的是，胡蘿蔔不能當下酒菜。胡蘿蔔與酒同食，會因胡蘿蔔中含有豐富的β胡蘿蔔素，與酒精一同進入人體，在肝臟中會產生毒素，引發肝病。

《本草綱目》介紹過這樣一種「抗衰老胡蘿蔔粥」，茲摘錄於下：

原料：胡蘿蔔一百克、粳米五十克、豬油十克。

製法：將新鮮胡蘿蔔洗淨，切成碎粒，與粳米一道放到鍋裡，加水煮粥，粥近熟時加豬油，再煮五到十分鐘，即可。

用法：早晚服食，可加少許食鹽調味。

功效：胡蘿蔔含有多種有美容效果的維生素，粥中以胡蘿蔔爲主，少佐豬油，可以增加有益美容物質的吸收。

43.番茄，營養好，貌美年輕疾病少

番茄，既是蔬菜也是水果，被稱爲「神奇的菜中之果」。它色澤光鮮，形態優美，味道酸甜，且營養豐富。番茄性甘、酸、微寒，有生津止渴、健胃消食，涼血平肝、清熱解毒、降低血壓之功效。

研究發現：一百克番茄含水分九十四．四克，蛋白質〇．九克，脂肪〇．二克，食物纖維〇．五克，碳水化合物三．五四克，還含有胡蘿蔔素，維生素B_1、B_2，維生素C，維生素P和鈣，磷，鐵等礦物質。尤其是維生素P的含量，在蔬菜水果中位居第一。維生素P可以保護血管，防治高血壓，維持正常的胃液分泌，促進紅血球生成。它還具有皮膚健康功效，能夠治療癩皮病。

我們知道，一般蔬菜煮三分鐘後，維生素C會損失5％，煮十五分鐘，損失30％，但是番茄中的維生素C比其他蔬菜中的維生素C都耐煮，損失較少。這一點讓番茄顯得與眾不同。

由於番茄中維生素C含量高，所以對牙齦炎、牙周炎、鼻衄和出血性疾病有治療作用。番茄中的蘋果酸和檸檬酸，能消化胃液中脂肪，吃完油膩食物再吃點番茄，感覺會很好。番茄中的營養液有利尿作用，對腎臟病有益。番茄中的氯化汞，對肝臟病有輔助治療作用。夏天吃生番茄或喝番茄湯，有清熱防暑、開胃解渴的作用。

大量實驗證明：番茄在防癌抗癌中表現突出，甚至有「癌症剋星」之稱。這主要源於番茄中的茄紅素。

茄紅素能促進癌細胞向良性方向轉化，抑制癌細胞增長繁殖。茄紅素能促進一些具有防癌、抗癌作用的細胞素分泌，啓動淋巴細胞對癌細胞的溶解作用，被啓動的淋巴細胞又能釋放細胞素，如腫瘤壞死因子等，殺傷腫瘤細胞。

最近科學家發現，番茄中含有一種抗衰老的物質——谷胱甘肽，當人體內谷胱甘肽的濃度上升時，可以有效清除自由基，推遲某些細胞的衰老，有永保青春之功效，讓你貌美又年輕。每天吃一個番茄，不僅可以延緩衰老，還能使您的面色紅潤、富有光澤。

由於產地、季節、品種及成熟度的不同，番茄中的茄紅素的含量也大不相同。普通的新鮮番茄，每一百克含茄紅素〇・八七九至四・二毫克，正常人每天攝入五至十二毫克茄紅素，而只有攝入二十到三十毫克左右的茄紅素，才能起到防癌抗癌的作用。如果只吃番茄，至少要吃〇・四八至三・七五公斤番茄才能有防癌作用。要想達到理想的防癌抗癌效果，還要配合服用含有較多茄紅素的食物，如西瓜、葡萄柚、番石榴、粉紅色葡萄、杏等，它們能夠為人體補充更多的茄紅素。

茄紅素在煮過後，更容易被身體吸收，例如，番茄醬中，茄紅素的含量比新鮮番茄中茄紅素的含量高五倍。由於茄紅素是脂溶性物質，只有經過油脂烹調才能釋放出來，更有利於人體吸收，因此加工過的番茄製品比生番茄更有營養。

特別提醒：

未成熟的番茄不能食用，未成熟的番茄含有番茄鹼，與馬鈴薯芽眼中的龍葵鹼（一種生物鹼苷）一樣有毒。吃了這種青番茄，口腔會感到苦澀，嚴重的會出現中毒現象。

番茄是一種常見食品，這裡有一些簡單的小常識，希望對大家的健康有所幫助。

1.每天用鮮番茄二百五十克、豬肝六十克煮熟吃，對夜盲症有一定的治療作用。
2.鮮番茄六十克，蘸白糖，連吃半個月，能夠治療牙齦出血。
3.每天喝二到三次番茄汁，能助消化，增強食欲。
4.番茄和西瓜汁混合服用，可治發燒煩渴。
5.番茄洗淨切片，煎湯代茶飲，可防暑。

44.小小黃瓜是個寶，減肥美容少不了

黃瓜原名胡瓜，原產於印度，西漢張騫出使西域時，把它引入我國。黃瓜表面粗糙，布滿小刺；果肉綠或白色，口感脆嫩，汁多味甘，生食生津解渴，且有特殊芳香。

黃瓜中水分的含量爲98％，還含有葡萄糖，鼠李糖，半乳糖，甘露糖，木糖，果糖，蘆丁，鉀鹽，維生素A、B_2、E及多種游離氨基酸、細纖維素、綠原酸等成分。另外，黃瓜裡還含有少量的維生素C、胡蘿蔔素、蛋白質、鈣、磷、鐵等人體必需的營養成分。

胡瓜爲什麼改名黃瓜呢？這是因爲羯族人的後裔趙石勒，反對把北方少數民族叫「胡人」，爲了避諱，人們也將胡瓜改稱黃瓜。還有一種說法：黃瓜成熟後會變成黃色，據《齊民要術》記載，北魏時，要等到黃瓜變黃時才能採摘。

黃瓜最被人看好的作用就是減肥。現代藥理學研究認爲，新鮮黃瓜中含有一種叫丙醇二酸的物質，有抑制醣類轉化爲脂肪的神奇功效。因此，多吃黃瓜有減肥作用。

生吃黃瓜有減肥作用，用新嫩的黃瓜或黃瓜汁擦皮膚，可以舒展面部皺紋、治療面

部黑斑，還有清潔和保護皮膚的作用。

所以，黃瓜有「廚房裡的美容劑」的美稱。

黃瓜除了有美容減肥的作用，還能清熱利尿、預防便秘。

瓜類在中醫學理上，是「味甘寒滑無毒，去渴，多食會陰下癢濕生瘡，發黃疸」的食物，時常感到口乾舌燥、尿液偏黃的人，常吃黃瓜有利於健康。

黃瓜千好萬好，但是對虛寒體質的人——特別是老人和小孩——並不適合。這是因爲：這些人的免疫能力較低，吃太多的黃瓜，容易出現反胃和胃發冷的症狀，有時甚至會引起腹瀉。

從中醫的觀點來看，肺主毛髮且與大腸相調理，身體虛寒的人，吃完黃瓜後，可能引起皮膚病，如青春痘。黃瓜能引起青春痘，也能治療青春痘。

青春痘是青年男女常見的一種很頑固的皮膚病，很多藥物對它都束手無策，但是小小的黃瓜卻能對付它。

方一：將新鮮黃瓜搗成汁，每天早晚用硫磺肥皀清洗患部，再用黃瓜汁浸洗五分鐘，能袪除青春痘。

方二：把黃瓜切成片貼在患處，對治療青春痘也很有效。

黃瓜雖然有藥用價値，但是人們還是把它當成蔬菜來對待的，黃瓜作為蔬菜，最簡單的做法可能就是拍黃瓜了。

原料：黃瓜一百五十克，水發黑木耳五十克。

調料：蒜泥四克，香油三克，醋十克，醬油五克，鹽一克，味精〇．二克。

做法：黃瓜洗淨，切去瓜尾，用刀拍裂，橫切成塊，放入盤中。木耳洗淨用沸水燙熟，撈出控水放在黃瓜上。將調料灑在木耳上，拌勻即可食用。

這道菜的功效是：黃瓜中所含的膳食纖維，能夠促進有毒物質的排泄和降低膽固醇，鮮黃瓜中特有的抑制醣類轉化為脂肪的丙醇二酸，有減肥功能；黑木耳中的磷脂、植物固醇及膳食纖維，有降脂、防止血小板凝集、減少血栓形成、防治因血脂高所導致動脈硬化等功效。

45.多吃芹菜不用問，降低血壓喊得應

芹菜不僅是蔬菜佳品，還是健康食品新秀，「多吃芹菜不用問，降低血壓喊得應」的健康諺語，就是一個證據。

《千金・食治》中記載芹菜「益筋力，去伏熱，治五種黃病」；《本草拾遺》中記載芹菜能「去壓症」。現代醫學研究認爲：芹菜有降血壓、降血脂的作用。

芹菜，又叫香芹，呈傘形，有水芹、旱芹兩種，藥用芹菜以旱芹衆多。旱芹性味甘、涼、無毒。入肺、胃、肝，含揮發油、甘露醇、環己六醇、煙酸等，有利尿鎮痙、清理胃中濕濁、除心下煩熱的功能。

芹菜營養十分豐富，一百克芹菜中，含蛋白質二・二克，鈣八・五毫克，磷六十一毫克，鐵八・五毫克。芹菜中所含的豐富的胡蘿蔔素和多種維生素，有益於身體健康。

人們吃芹菜時，一般只吃它的莖，不吃葉子和根。其實，把芹菜的根、莖、葉洗淨一起吃，是心血管病病人的合理膳食。

營養學家對芹菜的莖和葉的營養成分進行比較測試，結果發現：芹菜葉中的營養成

分，遠遠高於芹菜的莖，其中，葉中胡蘿蔔素含量是莖的八十八倍；維生素C的含量是莖的十三倍；維生素B1是莖的十七倍；蛋白質是莖的十一倍；鈣超過莖的二倍。

吃芹菜光吃莖不吃葉太可惜了，大量營養元素都被浪費了。

國外心血管病研究專家指出：芹菜確實有降壓作用，但生嚼比炒熟之後效果更佳。具體做法：將新鮮芹菜摘去黃葉，洗淨泥污，在清水中浸泡半小時，再用稀釋的消毒液消毒十分鐘，然後用流水沖淨，連葉帶莖一起嚼。每天二次，每次二十克。連續服用一週，就可收到明顯的降壓效果。

生嚼芹菜不僅能降壓，使人精力充沛，還可以消除脂肪，緩解腹脹，解除中老年便秘。

吃芹菜能預防多種疾病，下面介紹幾種芹菜的食譜：

1. 嫩芹菜搗汁，加蜜糖少許，口服，可防治高血壓。

2. 糖尿病的人將芹菜絞汁煮沸後服用，能降低血糖。

3. 將芹菜和鮮奶煮吃，可以中和尿酸及體內的酸性物質，對治療痛風效果較好。

4. 一百五十克連根芹菜與二百五十克糯米煮成稀粥，早晚食用，對治療冠心病、神經衰弱及失眠頭暈等症療效甚好。

5.芹菜二百至四百克，紅棗五十到一百克，煲湯分次服用，能治療高血壓、急性黃疸型肝炎、膀胱炎等症。

6.鮮芹菜二百五十克，蘋果一至二個，把鮮芹菜放到沸水中燙二分鐘，切碎，與青蘋果絞汁，每次一杯，每天二次，有降血壓、平肝、解痙和胃止吐、利尿、鎮靜等作用。

7.芹菜根六十克，馬蹄六粒，放入砂鍋中煮，常飲用有降壓、安神、鎮靜之功效。

46.大蔥蘸醬，越吃越胖

在「以瘦爲美」、「以瘦爲榮」的今天，「大蔥蘸醬，越吃越胖」這樣的健康諺語，恐怕已經失去了存在的價值。其實未必。我們不要看見「胖」就好像看見了「洪水猛獸」，這條健康諺語的意思是「大蔥蘸醬」能夠開胃健脾。

這條諺語在山東最爲流行，山東人對於大蔥可謂是情有獨鍾，很久以前這條諺語就開始流行了。在那個時代，不是現在的越瘦越好，而是以胖爲榮。

山東人喜歡吃大蔥，就像湖南人、貴州人、四川人喜歡吃辣椒，頓頓不少。餐桌上可以沒有其他菜，但是不能沒有大蔥。沒有大蔥就不算一頓飯。

有這樣一個笑話：兩個山東人正在吵架，吵得「熱火朝天」，勸也勸不開。一位老農挑著兩籃大蔥路過，見狀，順手扔去大蔥一根。馬上，兩人顧不得吵架，都來搶這根大蔥。山東人對大蔥的厚愛，由此可見一般。

因此，「大蔥蘸醬，越吃越胖」，在營養不足的年代，能吃的就是好東西，何況能讓人發胖的，那自然更是好東西了。這樣評價「大蔥蘸醬」，自然是褒獎而不是小看。

從現代營養學的觀點來看，「大蔥蘸醬」是一種地地道道的健康食品。《本草綱目》說：「蔥，辛能發散，能解肌，能通上下陽氣。」科學研究證實，大蔥對健康有很多益處。大蔥主要含蛋白質、脂肪、醣類、維生素A、維生素B、維生素C，礦物質、鈣、鎂、鐵等。大蔥還含揮發油，揮發油的主要成分是蒜辣素，也叫植物殺菌素，有很強的殺菌作用，對痢疾桿菌及皮膚眞菌的抑制，作用特別明顯。

做醬的原料是大豆，大豆的健康價值極高，所以，醬也是一種健康食品。蔥與醬和在一起，毫無疑問，這絕對是「黃金搭檔」，北京烤鴨舉世聞名，就是用蔥、醬作配料，這就是明證。吃大蔥有講究，如果生吃，最好是靠近根部的蔥白。蔥白不像蔥葉那樣辛辣，有的蔥白含有淡淡甜味。蘸醬的蔥最好是春天的蔥。春天的蔥生長的時間不長，辛辣味很小，蔥葉也是甜甜的。

資料表明，常吃蔥的人很少患高膽固醇疾病。中醫早就指出，大蔥能刺激人體汗腺，有發汗解表的作用，也能促進消化液的分泌，具有健胃的功能。

蔥含有一種叫「前列腺素A」的物質，這種物質能夠舒展小血管，促進血液循環，降低血壓，有健腦功能。

大蔥蘸醬，吃後嘴裡有一股蔥味，因此，上班約會前最好不要吃，以免臭氣熏人。

47.大蒜是個寶，常吃身體好

健康諺語：「大蒜是個寶，常吃身體好」，的確是經驗之談。

二十世紀九〇年代初，世界上首家「大蒜研究所」在英國正式成立，其宗旨是大力宣傳吃蒜的好處。

「大蒜研究所」負責人盧思爾說：

如果想活到九十歲，大蒜就應該是你食物的根本組成部分。如果每星期吃上兩、三顆大蒜，身體就會得到極大的好處。

人體很多病患，都是因為血液中脂肪過高引起的。許多食品，如雞蛋類、香腸、奶酪、鹹肉等，吃了就會使血液中的脂肪成倍上升。可是如果同時吃蒜，脂肪水準則不會有大的變化。

另一方面，吃含高脂肪的食物，會使精神緊張；抽菸喝酒也會使血液變得黏稠，如果與此同時能吃些大蒜，就會稀釋。只要血液保持正常，就不會患高血壓、心臟病、腦溢血等疾病。

大蒜的作用是多方面的，比如還有這樣的健康諺語：「大蒜不值錢，能治腦膜炎」、「大蒜是個寶，抗癌效果好」、「熱天肚子痛，大蒜就頂用」、「只要蒜三瓣，痢疾好一半」、「一香能抵百臭，一蒜能殺百菌」等。以下列舉數項供參考：

1.抗癌防癌。研究發現，蒜苗、蒜頭都能有效地限制和消除亞硝酸鹽、內源性亞硝酸鹽等致癌物質，有很強的抗癌功能；大蒜還能促使致癌前期病變的細胞轉化爲正常細胞，對肺癌、胃癌等有一定的療效。經常食用大蒜，可使患結腸癌的風險降低30％。

2.預防感冒。大蒜中含有豐富的抗病毒成分，能夠增強身體免疫力。在換季的時候，多吃一些大蒜能預防感冒。如果開始感到嗓子不舒服，流鼻涕，這就是感冒前兆，趕緊吃一些大蒜，把還沒有完全發作的病毒扼殺在搖籃裡。

3.生吃大蒜頭，預防流行性腦炎。流腦每年都有發生，嚴重影響著人們的身體，更重要的是造成恐慌。防流腦，生吃大蒜頭效果好。

4.大蒜含有低聚糖，能夠有效地減少便秘。

5.大蒜對造成腸炎、痢疾的痢疾桿菌和其他細菌有很強的殺傷力。夏秋兩季，多發腸炎、痢疾，每天吃幾瓣生大蒜，能預防腸道傳染病。患腸道傳染疾病的人，生蒜搗泥，開水送下，效果明顯。

有的人不喜歡吃大蒜，主要是大蒜的氣味不好聞。吃了這種氣味很大的食品，最好嚼一點茶葉之類的東西。

大蒜雖然會帶來不好的口氣，卻會帶來好心情。德國做了一項針對大蒜對膽固醇的功效的實驗，從病人回答的問卷中發現，他們吃了大蒜製劑之後，感覺到不易疲倦、不常焦慮、不容易發怒。

每天都吃蒜，對殺菌解毒、延長壽命將大有裨益。

48. 一日兩蘋果，毛病繞道過

蘋果，屬於薔薇科大宗水果，不僅是我國最主要的果品，也是世界上種植最廣、產量最多的果品。蘋果味道酸甜適口，營養豐富。可以說，蘋果是每個人都很熟悉且常吃的水果了，民間諺語說，「一天一蘋果，醫生遠離我」，「一日兩蘋果，毛病繞道過」，在美國也流傳這樣的說法，「每頓飯吃一個蘋果，就不用請醫生」。這些說法是誇張了點，但蘋果的營養和藥用價值由此可見一般。

據測定，一百克蘋果含果糖六・五至十一・二克，葡萄糖二・五至三・五克，蔗糖一至五・二克；還含有微量元素鋅、鈣、磷、鐵、鉀及維生素B_1、維生素B_2、維生素C和胡蘿蔔素等。

核酸與蛋白質與人的記憶力息息相關，鋅是構成核酸與蛋白質必不可少的元素，缺鋅可使大腦皮層邊緣部海馬區發育不良，影響記憶力。實驗也證明，減少食物中的鋅，幼童的記憶力和學習能力就會受到嚴重影響。鋅還能產生抗體，提高人體免疫力。蘋果富含鋅元素，多吃蘋果有增進記憶、提高智力的效果，因此蘋果有「智慧果」、「記憶果」的美稱。

蘋果中的可溶性纖維果膠，可降低膽固醇。吃蘋果可以減少血液中膽固醇含量，增加膽汁分泌膽汁酸的功能，可避免膽固醇沈澱在膽汁中形成膽結石。果膠還能促進胃腸道中的鉛、汞、錳的排放，調節機體血糖平衡，預防血糖的驟升驟降。

蘋果中所含的纖維素能使大腸內的糞便變軟；有機酸能刺激胃腸蠕動，促使大便通暢；果膠能抑制腸道不正常的蠕動，使消化活動減慢，從而抑制輕度腹瀉。

因此，蘋果還具有通便和止瀉的雙重作用。

蘋果中的鉀，能與人體過剩的鈉鹽結合，使之排出體外。當人體攝入鈉鹽過多時，吃些蘋果，有利於平衡體內電解質。

蘋果中含有的磷和鐵等元素，易被腸壁吸收，有補腦養血、寧神安眠作用。

蘋果的香氣是治療憂鬱和壓抑感的良藥。心理專家透過多次試驗發現，在諸多氣味中，蘋果的香氣對人的心理影響最大，它具有明顯的消除心理壓抑感的作用。臨床實驗證明，讓精神壓抑患者嗅蘋果香氣後，心境大有好轉，精神輕鬆愉快，壓抑感消失。實驗還證明，失眠患者在入睡前嗅蘋果香味，能較快安靜入睡。

用蘋果洗淨榨汁，每次服一百毫升，每日三次，連續服用，十五天為一療程，有降低血壓的作用。

蘋果所含的多酚及黃酮類天然化學抗氧化物質，可及時清除體內的代謝「垃圾」，降低血液中的中性脂肪含量，而中性脂肪是造成血管硬化的罪魁禍首。

蘋果中所含的黃酮類化合物，透過新陳代謝產生的重要的抗氧化物質，是降低肺癌發病率的主要原因。吃蘋果可以有效預防肺癌。

蘋果中的含鈣量比一般水果豐富，有助於代謝掉體內多餘鹽分。蘋果酸可代謝熱量，防止下半身肥胖。

吃蘋果細嚼慢嚥，蘋果中的有機酸和果酸可以把口腔中的細菌殺死。

可見，蘋果對人好處非常多，「一日一蘋果，毛病繞道過」很有道理，爲了少生病，應該多吃蘋果。

49. 一日三棗，長生不老

我國是棗的故鄉，棗的歷史相當悠久。早在三千多年前，《詩經》記載「八月剝棗，十月獲稻」，漢代銅鏡上刻有「上有仙人不知老，渴飲禮泉饑食棗」的詩句，這是古人對棗的營養及醫療價值的概述。

現在，民間流傳著很多關於棗的健康諺語，「北方大棗味有殊，既可益氣又安軀」、「一天吃個棗，一生不知老」、「一日三棗，長生不老」、「五穀加大棗，勝似靈芝草」，這些諺語說明，棗是防止衰老、延年益壽的補氣健康果品。棗爲什麼有這樣的功效呢？

檢測表明，棗富含人體不可缺少的營養物質——蛋白質、脂肪及多種礦物質元素鈣、磷、鐵，尤其是含有大量的維生素A、B、C。

棗有紅棗、黑棗之分，我們常見的是紅棗。

紅棗含有維生素A、維生素C、維生素B_2、維生素P等多種維生素，稱得上「百果之冠」。維生素C對防癌抗癌有重要作用，維生素P能健全人體毛細血管，防治高血壓及心血管疾病。

紅棗中還含有益於健康的化學成分，如谷氨本酸、賴氨酸、精氨酸等十四種氨基酸，蘋果酸、酒石酸等六種有機酸，黃酮類化合物及磷、鉀、鎂、鈣、鐵等三十六種微量元素。

中醫認為，紅棗最能滋養血脈，向來被民間視為補氣佳品，可醫治面容枯槁、肌肉失潤、氣血不正等症。紅棗亦能防治貧血、紫癜、婦女更年期情緒煩躁。《本草綱目》載：棗有補中益氣，潤心肺，緩陽血，生津液，悅顏色，通九竅，和百藥，助十二經等作用。

現代醫學表明，大棗中含有的環磷酸腺苷，具有擴張血管的作用，可改善心肌的營養狀況，增強心肌收縮力，有利於心臟的正常活動。大棗中的山楂酸具有抗疲勞作用，能增加人的耐力。此外，大棗還能減輕毒性物質對肝臟的損害。

可見，紅棗的藥用價值非常高，醫學文獻中記載著許多以紅棗做食療的藥方。紅棗去核，加胡椒水煮熟後，去胡椒吃棗喝湯能治胃病；用大棗一百克濃煎，食棗飲汁，日服三次，能治貧血；將紅棗與淮小麥、甘草煎湯飲服，對血小板減少性紫癜、婦女更年期發熱出汗、心神不定、情緒易激動等均有調補作用。

正因爲這樣，紅棗又被稱爲「木本糧食」。生病時，吃棗可以治病，可以充饑，可以強身健體。

「一日三棗，長生不老」是古老而又科學的健康諺語，人人都應該多多吃棗，雖然不能達到長生不老，但健體強身、延年益壽卻是可以的。

50.核桃山中寶，補腎又健腦

核桃又叫胡桃，性溫、味甘，有健胃、補血、潤肺、益胃等功效，位列世界四大乾果之首，產於中國黃河流域及以南地區。

《神農本草經》將核桃列爲「久服可輕身益氣、延年益壽」的上品。《開寶本草》記載：核桃仁「食之令人肥健，潤肌、黑髮鬚」。《本草綱目》說它「補氣養血、潤燥化痰、益命門、利三焦、溫肺、潤腸、治虛寒喘嗽、腰足重痛、心腹疝痛、血痢腸風」。

唐代名醫孟洗說核桃仁「通經脈、潤血脈，常服骨肉細膩光潤」。

在我國，核桃素有「智力神」、「長壽果」、「萬歲子」的美稱，在國外也被稱爲「大力士食品」。

經科學分析，核桃仁含蛋白質15.4％，含脂肪40％至63％，含碳水化合物10％，還含有鈣、磷、鐵、鋅、胡蘿蔔素、核黃素及維生素A、B、C、E等。

據測定，一斤核桃仁所含的營養，相當於五斤雞蛋或九斤牛奶的營養價值。

核桃仁不僅營養豐富，還有以下一些特殊的療效。

1.防止心腦血管疾病。由於核桃仁的脂肪含有71％的馬亞油酸和12％的亞麻酸，這些不飽和脂肪酸有淨化血液、清除血管壁雜質、消耗體內積蓄的飽和脂肪的作用，因此能有效防止心腦血管疾病。

2.治療膽結石。膽石主要是由於食物中的黏蛋白與膽汁中的鈣離子和非結合型膽紅素結合而成的。而核桃仁中所含的丙酮酸，能阻止黏蛋白和鈣離子、非結合型膽紅素的結合，並能使其溶解、消退並排除體外。膽石症患者如果堅持天天吃核桃仁，可能會免除手術之苦。同樣，核桃仁還可治療尿結石。

3.抗衰老。核桃仁中的維生素E，能使細胞免受自由基的氧化損害，是醫學界公認的抗衰老物質，因而，核桃有「長壽果」之稱。

核桃的補腦效果，比任何一種營養物品都強，它是治療神經衰弱、健忘、失眠多夢、食欲不振的良藥。

民間也有許多用核桃治療疾病的偏方。

例如，每天早晚吃一、兩個核桃仁，治經常頭暈、失眠、健忘、心悸、食欲不振、腰膝酸軟、全身無力等症；一次吃三、四個以上核桃，治大便燥結；臨睡前剝一、兩個核桃仁，連仁上薄皮加一小片薑，細細咀嚼，徐徐嚥下，有良好的鎮咳平喘效果，治冬天哮喘病發作；食用核桃油，治神經衰弱、身體虛弱、老年冠心病、高血壓；核桃油外用擦皮膚，治凍瘡、疹癬、腋臭；核桃仁中的果隔，又叫核桃牆、分心木，有補腎、澀精的作用，煮水當茶喝，治噎嗝、遺精、遺尿、神經衰弱、睡眠不佳。

總結上面所列舉的核桃的妙用，可以得出一個結論：核桃山中寶，補腎又健腦；常把核桃吃，潤膚黑鬚髮。

第三大基石

適當運動

法國思想家伏爾泰說：「生命在於運動。」健康來源於運動，運動帶來健康。流水不腐，户樞不蠹，運動能夠鍾鍊強健的體魄，能夠促進新陳代謝。冰凍三尺，非一日之寒，要強身健體，就要持之以恆，就要注意科學性，這樣健康就屬於你了。

51.鐵不冶煉不成鋼，人不運動不健康

生命在於運動，健康也在於運動。健康諺語說得好，「鐵不冶煉不成鋼，人不運動不健康」，充分說明了運動對身體健康的重要性。

不獨現代人，在古代，我們的祖先已經認識到了運動對身體健康的重要性。早在西元前六世紀的春秋末期，我國古代哲學家子華子就提出了生命需要運動的觀點，他的著述《北宮・意問篇》中這樣說：「流水不腐，以其游故也，戶樞不蠹，以其運故也。」認爲人體內如果氣血暢通無阻，運行不已，就會健康長壽。如果氣血流通不暢，運行受阻，就會生病損壽。所以他主張「動以養生」。

加強血液循環和呼吸系統的功能，提高人體對各種疾病的抵抗力，有利健康長壽。可見，子華子的觀點與現代科學完全一致。

科學研究表明，人要是長時間不運動，身體各方面的功能都會減弱。醫學實驗觀察表明，即使是身體健壯的人，要是在床上躺上幾天，心臟跳動會極度緩慢，動脈壓下降，心臟功能降低70％，體內組織缺氧，身體極度衰弱。這時讓他下床站起來，他會感

到頭暈目眩、軟弱無力，甚至發生暈厥。這又進一步證明了運動對健康的重要性。

現代生活的快節奏使人們忙於工作，忙於學習，運動鍛鍊的時間非常少。結果，許多疾病伴隨著現代文明程度的提高而相應增加。

日本調查統計表明：日本國民發病率一九五五年3.79‰，一九六五年6.36‰，到了一九七六年，上升到11.64‰。特別是糖尿病、高血壓、心臟病、腦血管、腰痛等由於運動不足引起的疾病，發病率更是急劇攀升。

日本是這樣，我們國家如何呢？想想自己一天有多少時間運動鍛鍊，就會知道，我國人民的健康狀況也不容樂觀。

「鐵不冶煉不成鋼，人不運動不健康」，這是人人都知道的道理。那麼，趕快行動吧，沒時間的要擠時間鍛鍊，有時間的別把你的時間放在「無聊」上。

52.鍛鍊要趁小，別等老時惱

堅持鍛鍊身體好，這不應只是老年人的主張，應該是所有人都遵照奉行的健康原則。病以防爲主，如果等到年齡大了，肌體功能衰退、百病纏身時才鍛鍊，長期磨損的肌體就難以修復了。健康諺語說：「鍛鍊要趁小，別等老時惱。」時下有一種說法：二十歲關注運動，三十歲應該運動，四十歲必須運動。

二十歲前是黃金年華，主要是好好學習，天天向上，沒時間運動。二十歲是花樣年華，也許有一份不錯的工作，單身一人，不爲家累，於是很多人盡情地享受著生活，酒吧，舞廳，網咖……，各種玩樂成了工作之餘的主旋律。

夠瀟灑夠歡娛了，可是這無疑是很危險的。研究發現，有些女性二十歲時就開始發胖了。這是因爲二十多歲的年輕女子雖然有很高的代謝速度，能將攝入的熱量消耗掉大部分，可是這時的皮膚已開始走下坡路，懶於運動會導致肌肉比率下降，脂肪不僅僅開始在臀部和腹部集聚，還在內部器官和皮膚裡集聚。

不僅如此，某些骨骼的發展也會受到影響，導致骨質疏鬆或其他惡果。因此，年輕也需要鍛鍊，此時的鍛鍊可以保持塑造體形，有利於防病，健體強身。

三十歲正值盛年，多數人由於家庭、工作壓力大，比任何時候都忙碌，比任何時候都沒時間鍛鍊，吸收的熱量因缺乏鍛鍊而消耗不完，剩餘的熱量轉化爲脂肪沈積在皮下，讓你原本苗條的身體變形。此時，身體的修復能力也逐漸下降，如果受傷，康復的速度會很慢。所以，三十歲時鍛鍊是維持新陳代謝速度的唯一選擇。

這時，你需要制定鍛鍊計畫，擠時間多運動、多鍛鍊，別讓肥胖和不健康因素靠近你的身體。你應該保持每周三到五次的有氧運動，每次二十到四十分鐘。這能保持你心肺的健康，燃燒脂肪，維持正常代謝速度。

突然間執行這樣的計畫，你會感到不適應，你可以選擇一些強度小的運動，如慢步等，只要相應地延長運動時間就可以了，然後逐漸增加運動強度。

值得注意的是，運動計畫應適應工作生活需要，爲了保證工作時間，室外跑可以改爲室內腳踏車，還可以將鍛鍊融入到家庭生活中，融入到親朋聚會中，在週末與家人一起散步，與親朋一起打球等。

四十歲時，身體的新陳代謝速度慢下來了，抗病能力降低了，大多數人面臨著兩大難題，一是如何燃燒多餘脂肪，以免它們對肌肉、關節造成不必要的壓力，一是維持身體健康、防病治病。

因此，四十歲以後一定要多參加運動，但肌體功能不如從前，強度應該降低，保證每次鍛鍊消耗三百卡熱量就差不多了。這大致相當於一節運動課、四十五分鐘散步或十二公里腳踏車的運動量。

注意，在做運動之前，需要進行充分熱身，放鬆關節和身體，以避免不必要的運動損傷。如果你需要增大運動強度的話，做些水下運動非常有效，如水下漫步、水下腳踏車，能很好地鍛鍊腳踝、膝蓋。

所以，運動應該從年少時開始，重在一生堅持，缺了年輕時的鍛鍊，年老時的鍛鍊對肌體的修復是很難的。要按照諺語「鍛鍊要趁小，別等老時惱」，從小開始鍛鍊。

53.請人吃飯，不如請人流汗

「吃」在人們的生活中，占有很重要的地位。以前，親朋聚會、逢年過節都得好好地吃上一頓。如今，隨著人們生活水準的提高，「吃」已經不是親朋聚會的唯一節目，「健身」已成爲親朋聚會的選擇，「請人出汗」已成了一種時尚，一種「禮品」。

以往應酬多是去飯店吃一頓。現在不同了，很多人傾向於請客健身，「請人吃飯，不如請人流汗」，送「健身」已逐漸成了一種時尚。

這是相當明智的。隨著生活水準的不斷提高，吃好已不再是富人的生活，普通百姓也吃得很好了，而且不少人還由於營養攝入過量引發了多種疾病，肥胖症就是眾多疾病中的一種。

科學家研究發現，造成人體肥胖的主要原因是過量食用高脂肪、高蛋白、高碳水化合物，這些食物的熱量超過了身體需求，導致營養過剩。與此同時，很多人由於時間問題，缺少運動，消耗不完攝入的脂肪，這些脂肪在皮下沈積到一定程度就會使人發胖。

所以說，正常飲食加上適當鍛鍊，是保持健康的有效手段，這樣才能擁有眞正的健康。

現在的都市人，每天都忙於工作、忙於應酬，缺少鍛鍊已成爲「流行病」，因此而引發了多種疾病。這種現象已經引起很多人的關注，畢竟身體是自己的啊，於是鍛鍊身體已成了時尚。

交際應酬是免不了的，關注對方的健康是交際應酬中的重要方面。以前，請客送禮，總離不開上飯店，送營養品，現在不同了，很多人都認爲「請客吃飯不如請客流汗」、「送禮不如送健身」。

送「健身」，花不了多少錢，意義卻很大。就拿請人游泳來說吧，一張票，一套泳衣，也就幾百塊。但這樣的請客送禮，能夠投其所愛、強身健體、長壽安康，是每個人的希望。

並且，送「健身」與眾不同，能給人留下特別的印象。吃吃喝喝已經過時了，沒什麼新鮮感，運動健身卻是新鮮玩意，充滿時代氣息。

送「健身」尤其適合休閒相聚，平時親朋好友都各忙各的，沒時間相聚，趁週末或長假期間，大家聚在一起，散散步，打打球，既達到休閒消遣的效果，又可以健身強體，眞是一舉多得啊！

送「健身」還可以用在商務應酬上，客戶之間，邊打球、游泳，邊洽談業務，在聯絡感情的同時達到工作的目的，悠哉、美哉！

「請客吃飯，不如請客流汗」、「送禮不如送健身」，那種吃吃喝喝的交際方式已經落伍了，人們嚮往和追求的是輕鬆活潑、健康向上的文明社交方式。

身體是自己的，我們應該對它負責，我們還應該關注他人的健康，別再用吃吃喝喝的方式來加重他人的身體負擔，從現在開始，把「請人吃飯」改爲「請人流汗」。

54.日光不照臨，醫生便上門

有句諺語，「日光不照臨，醫生便上門」，還有類似的話，「太陽是個寶，常曬身體好」，這些話說出了太陽與人們健康的密切關係。

我國有些地區有「六月六，曬紅綠」的曬衣節。農曆六月初六這天，皇宮裡要曬「鑾駕」、曬「龍袍」；寺廟裡要曬所藏的經卷；知識分子要曬藏書、字畫；藥店裡要曬藥材；商店裡要曬各種商品；老百姓則要曬衣服、被褥。

太陽光裡有一種我們看不見的光線，叫做紫外線。這種光線照到皮膚上，皮膚就能產生許多維生素D。維生素D是人體生長不可缺少的東西，有了它，孩子的骨骼才能長得又快又壯。如果不經常曬太陽，身體裡的維生素D不夠用了，骨骼就不能正常生長，甚至變形。有些人的「蘿蔔腿」、「雞胸脯」，就是因爲小時候沒很好地曬太陽。有一種說法，「曬二十分鐘太陽，相當於吃一個雞蛋」。可見曬太陽的重要性。

冬天是曬太陽的好季節，冬天的陽光溫暖柔和，特別是每天上午九點至下午四點，陽光以溫暖柔和的紅外線爲主，是一天中曬太陽的黃金時段。

這一時間段的陽光，能起到活血化瘀的作用，對增加人體血液循環、提高造血功能、調節中樞神經、增強人體各部位新陳代謝和免疫功能大有益處。

這個時段的陽光，能促進腸道對鈣、磷的吸收，有利於促進骨骼正常鈣化，對佝僂病、類風濕性關節炎、貧血患者恢復健康有一定的益處。

研究發現：老年人在冬季骨折的發生率，比其他季節要高出24%。這主要是由於人體內維生素D的濃度在冬季特別低，從而影響鈣磷的正常吸收和骨化作用，使骨骼一個單位容積內骨組織總量減少，一遇上輕微的外力，就可能導致骨折。

很多老年人冬天不願意到戶外運動，只是在玻璃窗旁曬曬太陽，以為這樣也能促進鈣吸收。其實這種曬太陽的方式毫無益處。因為玻璃會濾掉陽光中的部分紫外線，不能充分促進維生素D的合成，對於幫助鈣質的吸收、增強骨質也沒有好處。

因此，曬太陽還是應該到戶外。

曬太陽雖然有很多好處，不過也要注意時間和方式。夏天曬太陽，最好選擇早上，其他時間不宜。因為夏天太陽光線太強，對人體會造成傷害。即使是出門，最好戴上太陽鏡、預防紫外線的陽傘等，否則強烈的陽光會灼傷皮膚，還可能引發其他疾病。

一般來說，每天在陽光下活動十五分鐘，就可以滿足人體對維生素D的需求。

55.刀閒易生銹，人閒易生病

健康諺語說，「刀越磨越光亮，人越鍛鍊越健康」，又說「刀閒易生銹，人閒易生病」，說明人只有運動才能保持健康，事實也是這樣。「用進廢退」學說認爲，人體器官經常使用就會發達，不用則會退化。

生活中有些人貪圖安逸，凡事得過且過，人家說運動有利於健康，他們會說那就讓不健康的人運動去吧，確實迂腐可笑。他們只顧眼前輕鬆，他們要及時行樂。其實這眼前的安逸埋藏著病根，對健康有害無利。

從心理上看，懶散的人在事業中逃避風險，凡事追求四平八穩，用習慣性思維處理日常事務。這會鈍化人的銳氣，使人目光短淺、胸無大志。天長日久，大腦功能就會逐漸退化，思維變得遲鈍，判斷分析能力下降，反應速度降低，人就變得怕煩喜靜，懶散健忘，寂寞無聊，無事生非，還極易產生煩躁、憂愁、痛苦等不良情緒，這樣的情緒又誘發疾病的產生。

從行爲上看，懶散的人遇事就躲，生活中追求舒適安逸，工作中追求輕鬆簡單，機體缺乏鍛鍊，大腦活動較少，體能消耗相對減少，熱量的攝入大於消耗，收支失去平衡，極易造成肥胖，肥胖又引發高血壓、糖尿病、心臟病等慢性非傳染性疾病，嚴重危害身體健康。

從病理上看，人體就像一架靈敏度極高的複雜機器，要想不讓機器生銹，就得不斷運轉。要不斷運轉，就得有任務。一個精力充沛、勤奮肯幹的人，要是突然無事可做，會因爲無所事事而變得懶懶散散、精神委靡不振，以後遇到曾經做過的事，再做起來也會覺得生疏。醫學上把這種現象稱爲「病態惰性」。人一旦爲惰性所左右，機能便會在不知不覺中衰退，免疫力就會下降。

現代科學研究證明，勤於用腦的人，大腦便能不斷釋放出內啡呔等特殊生化物質，腦內的核糖核酸含量也比很少思維的同齡人平均高出10％至20％。相反地，不愛動腦的人，腦內核糖核酸含量水準就會大大降低。

惰性往往使人越閒越懶、越養越懶，進而百病纏身，形成惡性循環。

「刀閒易生銹，人閒易生病」，惰性危害健康，如果你眞無事可做，那就進行體育運動鍛鍊身體吧！

56.懶惰催人老，勤勞能延年

人都是有惰性的，研究表明，懶惰是健康的大敵。蘇聯醫學博士茲馬諾夫斯基說，人的健康有賴於神經系統保持一定的緊張度。懶惰催人老，惰性可降低人對外界環境的適應能力，導致未老先衰。

民間也認識到，「懶惰催人老，勤勞能延年」，還有很多關於勤勞、懶惰的諺語，比如「懶漢無長壽」、「身怕不勤，人懶病就勤」、「身怕不勤，腦怕不動」、「水停百日生毒，人閒百日生病」、「石閒生苔，人閒生病」、「病人老睡成死人」等。這些諺語都說明，懶惰不利於健康，還是衰老的催命符。

現實生活中就有這樣的事，有些退休的老人，卸下工作重擔後，一身輕鬆，整日賦閒在家，無事可做。時間一長，就覺得身體疲軟，四肢乏力，連自行車都騎不上去了。長時間的休息，反不如忙於工作時有精神。甚至還會食欲大減，吃什麼都覺得索然無味，整天昏昏沈沈、睡眼朦朧，就想睡覺。很不幸的是，有的人一睡下去就離不開床了。於是感嘆：「老了，不中用了」。

懶惰除了催人老，還會帶來以下危害：

1. 思維遲鈍

懶惰的人，大腦機能由於得不到充分發揮，使腦啡肽及腦內核糖核酸等生物活性物質的水準降低。時間一長，大腦功能就會慢慢退化，思維逐漸變得遲鈍，觀察、分析、判斷能力也隨之下降。

2. 機體素質下降

動則盛，惰則衰，懶惰的人運動少，四肢長期得不到足夠鍛鍊，會使身體免疫功能降低，容易引發多種疾病，縮短壽命。

3. 易患身心疾病

懶惰產生的不良心理會影響內分泌功能，而內分泌功能的改變和紊亂，又反過來增加人的緊張心理，導致心理不衛生，形成惡性循環，對疾病的發生、發展起著推波助瀾的作用。

懶惰對身體的危害還有很多，所以說懶惰是健康的大敵。相反地，一個人經常活動身子骨，給神經系統適度的緊張刺激，可增強大腦的興奮程度，提高大腦的生理功能，使人思維敏捷、反應迅速，還能促進身體新陳代謝，從而使人更有活力。

一個人要健康，離不開勤奮。「懶惰催人老，勤奮得高壽」，勞動、鍛鍊能促進人體新陳代謝。新陳代謝越旺盛，人的生命力就越強。勤奮的人，善於思索的人，健康長壽的機率遠遠高於懶漢。

所以，請大家千萬要記住，「懶惰催人老，勤勞能延年」，從此刻開始，克服惰性，勤於鍛鍊。

57.最好的醫生是自己，最好的運動是步行

步行是最簡單易行的運動，可以說不受時間地點條件等等限制，任何人都可以輕而易舉的步行。這最簡單的運動卻是對健康最有益的運動。世界衛生組織曾宣稱：「最好的運動是步行。」馬克思認爲，最有效的、最適宜的鍛鍊和休息方式是散步。傳統醫學認爲「走爲百練之祖」，民間健康諺語說：「最好的醫生是自己，最好的運動是步行」。

醫學專家們發現，長期步行上下班和經常外出旅行的人，心血管疾病、神經衰弱、血栓性疾病和慢性運動系統疾病的發病率，都明顯低於「乘車」一族。

可見，步行是最有益於健康的運動。

中醫認爲，腳部有六十多個穴位，步行時，腳部穴位受到刺激，使經絡內層的五臟六腑和外層的四肢關節互相溝通、貫串上下，可以有效調節人體相應臟腑器官及各系統的功能，達到祛病、養生、延年的目的。

當一個人按正確的方法步行時，全身各個部位的肌肉都處在協調的運動之中。有規律的肌肉收縮、放鬆相互交替，可以使肌肉細胞得到充分的氧氣供應，加快細胞內的新

陳代謝，從而可以使肌肉保持良好的彈性和緊張度。

下肢肌肉有力的收縮，可以使靜脈血液回流到心臟的速度加快，這樣就降低了因周圍血管病變所致的血栓性疾病的發生。

全身血液循環的改變和需氧量的增加，又可以改善大腦的能量供給，這對於消除疲勞大有好處。

研究證明，步行還有助於糖尿病人的康復。飯前飯後一小時左右的散步，可改善糖尿病人的糖代謝，有助於延緩和防止骨質疏鬆，並能在一定程度上改善冠狀動脈的血液循環，降低心肌梗塞與心臟衰竭的發病率。

步行有助於減肥。因為步行可以增加能量消耗，燃燒體內多餘脂肪。步行還可以消除疲勞，緩和神經肌肉的緊張，降低血壓，降低膽固醇含量。

步行最有益於健康，且簡單易行，老少皆宜，所以值得大力提倡。

步行時要稍微出點兒汗，這樣能維持汗毛孔的收縮功能，排除體內的代謝產物。

正確的健身步行應當是挺胸抬頭，邁大步，每分鐘走六十到八十公尺，手隨步子的節奏擺動，走的路線要直，不要左彎右拐。每天宜步行半小時至一小時，強度因體質而異，做到自我感覺良好，沒有心悸氣促，全身溫暖舒適或微微有汗。

「最好的醫生是自己，最好的運動是步行」，何需求醫問藥，堅持鍛鍊，每天步行一段時間，身體自然好，百病自然不沾了。

58.飯後百步走，活到九十九

健康諺語說，「飯後百步走，能活九十九」、「飯後百步，延年益壽」，說的是飯後散步有助於消化，有利於健康。

當然，這「飯後百步」是有講究的。「飯後百步走」對不同的人還有不同的走法。飯後百步走適於運動較少的人，尤其是長時間伏案工作的人，適合身體比較胖或胃酸過多的人。這些人要是能在飯後散步二十分鐘，動靜結合，就能減少胃酸分泌和脂肪堆積，促進身體健康。

「飯後百步走」並不是指一定要走一百步，而是在飯後漫步一段時間。要是吃得飽飽的，急匆匆地大步走，不僅對腸胃無益，還會走出病來。這「百步走」應該是「慢步走」，一般人可在飯後選空氣清新的地方，心情輕鬆地踱步慢行三十分鐘左右。患有呼吸系統疾病的人，在散步時讓兩臂有節奏地前後擺動，以增進肩帶胸廓的活動。消化不良的人，在散步時雙手輕輕按摩腹部，這樣能增進腸胃蠕動。

而這「飯後」是指哪一頓飯後呢？早飯、午飯、晚飯都行。可是除了老年人或病人、小孩，一般人在早餐和午餐後是沒有時間「慢步」的，只有晚餐後，忙碌了一天的人們才能放鬆自己，輕鬆漫步。而且，晚餐後如果一臥不起，時間長了就會造成體內雜物、廢氣的積存，引發疾病。

飯後放鬆緊張的心情輕鬆漫步，有宜於身心健康，保持健康長壽。

注意：「百步走」是「飯後」而不是「立即」。根據人體消化生理功能，飯後胃相對充盈，需要分泌更多的消化爲與食物充分混合，才能進行初步消化，這時必須保證胃腸道提供足夠的血液。飯後適當休息一下，能夠減少其他身體部位的血液流量，保證胃腸道得到更多的血液，從而使胃內食物得以充分消化。

如果飯後立即散步，人體內的血液就會分流到軀幹、四肢等部位，使胃腸道血液供應量相應減少，消化酶的分泌也隨之減少，因而胃內食物就不能得到充分消化。長期這樣，不但於健康無益，還可能造成胃病。

飯後百步走的「後」，應該是飯後二十到三十分鐘以後再開始百步走。特別是年老體弱者，心臟和血管的供血功能已經降低，飯後百步走會加重供血負擔，給健康帶來不利影響。所以飯後應該稍事休息，再到戶外散步。

患有以下疾病的人更是不能在飯後立即散步。

1.冠心病、心絞痛患者，不宜飯後立即散步。這樣體內血液處於高凝性，容易形成血栓，誘發心絞痛，甚至心肌梗塞。

2.高血壓、腦動脈硬化和糖尿病患者不宜飯後立即散步。這樣容易出現體位性低血壓，導致頭暈、乏力，甚至昏厥等現象。

3.胃病患者不宜飯後立即散步。因爲這樣會增加胃腸的震動，吃進去的食物對胃壁產生刺激，加重胃黏膜病變，造成潰瘍面難以癒合。在散步時，由於重力的作用，還可使病人胃下垂加重。

4.肝炎患者，特別是肝炎活動期的病人，切不可飯後立即運動。爲了保證肝臟的血流和減輕肝臟的負擔，以利於受損的肝細胞能得到很好的修復，肝炎病人飯後最好先臥床休息一至二小時，再適當散步較爲適宜。

不同的人選擇不同方式的「飯後百步走」對身體健康有益，因此說，「飯後百步走，活到九十九」是有科學道理的。

59. 立如松，行如風

良好的體形是每個人的追求。小時候，父母就要求我們站有站相、坐有坐相，不能彎腰駝背。這方面最常用的諺語就是「立如松，行如風，坐如鐘，臥如弓」。

「立如松」，就是站立時要像松樹一樣挺拔，不可歪歪斜斜，不可弓身彎腰。小時候習慣歪歪斜斜地站立，可能導致脊柱側彎；習慣寫字看書躬身彎腰，會導致含胸駝背，還會造成近視。尤其是處在青春期的少女，由於害羞，走路時不敢抬頭挺胸，時間一長，就會形成不良姿勢。這些不良姿勢，一方面影響形體美，另一方面影響胸廓內心肺的正常生長發育，影響健康。所以要「立如松，坐如鐘」。

「行如風」是行走時要精神抖擻、速度要快，不能搖搖擺擺、沒精打采。科學研究表明，走路保持較快的速度，能提高心血管系統活力，改善呼吸肌的功能，降低血液中的膽固醇含量，防止高血壓發生。可見「行如風」能達到防病健身的目的。

波多野是日本保健體育教授，他認爲以較快的速度行走可以預防疾病，還可以使體態更健美，因爲以較快的速度行走，每分鐘消耗的熱量在三十五卡以上，這是達到健美的起碼條件。

日本學者對許多壽星觀察調研發現，多數的壽星都有一個特點，那就是長期堅持快步走。

「行如風」要達到健身的效果，一般需要持續半小時以上，每分鐘一百二十步左右。快速步行時，身體要略向前傾，重心前移，雙臂自然下垂，在身體兩側協調地前後擺動。全身要著力於腳掌前部，步態要均勻、沈穩而有節奏。

「行如風」可以防病，可以健身，但不是人人都可以「行如風」的。不同的人應根據身體情況，做到量力而行。體質好的人可在步行中慢跑，體質差的人應由慢速逐漸到快速，慢慢適應，行走距離宜由短到長。心臟功能弱的人只適合散步，而患有嚴重呼吸系統疾病的人，就萬萬不能快速跑了。

「立如松，行如風」，說的是站立的姿勢和行走的速度，都能達到健身防病的功效，簡單易行，每個人都可以做到！

60.要得腿不老，常踢毽子好

與心、腦等器官相比，腿受關注的程度較小。腿與腳相連，腳是人的「第二心臟」，對身體健康起著重要作用，所以一定要加強腿的鍛鍊，以保證腳的健康，最終保證整體健康。

鍛鍊腿部的方法很多，例如慢跑、散步、騎自行車等，但最好的方法就是踢毽子。踢毽子既能達到鍛鍊目的，又有一定的觀賞性和藝術性。健康諺語說：「要得腿不老，常踢毽子好」，這充分說明了踢毽子對鍛鍊雙腿的作用。

長期鍛鍊腿部，能延緩腿部肌肉過早衰老。

踢毽子是一種具有較強健身功能和很強娛樂性的運動。踢毽子時的抬腿、跳躍、屈體、轉身等動作，使腳、腿、眼、身、手等身體各部位，都得到較好的鍛鍊，能提高關節的柔韌性和身體靈活性，延緩大腦的衰老，使人耳聰目明。

踢毽子時，肌肉不停地收縮，促使心跳加快、呼吸加深，肺活量擴大，增強較弱的心肌力量，使心臟跳動有力，增強血液循環和新陳代謝，提高血液中的高密度脂蛋白，保護心肺功能。

踢毽子還能使胃腸蠕動加快，增加食欲，攝入更多的營養。

踢毽子最能鍛鍊雙腿，因為踢毽子時不斷地抬腿、跳躍動作刺激腿部肌肉的緊張，長期踢毽子能使腿部肌肉結實有力，走起路來虎虎生威，步態穩健，顯得年輕有力，充滿自信。

可見，踢毽子對腿部的鍛鍊是其他體育活動難以比擬的。踢毽子可根據體能隨意選擇，控制運動量，不必與人爭搶衝撞，不受場地限制，占地小，器具簡單，男女老少皆宜。參加的人數不受限制，可以單人、雙人踢，還可以多人踢。花樣多，有正踢、反踢、交叉踢等很多種。

踢毽子是在遊戲中運動，能在歡聲笑語中達到強身健體的目的，特別是能延緩雙腳的衰老。所以，踢毽子成了人們娛樂休閒健身的理想選擇。還有什麼好猶豫的呢，「要得腿不老，常踢毽子好」，趕快到踢毽子運動中享受快樂吧！

61.要得腿不廢，走路往後退

運動場中，經常會看到一些「倒行逆施」的人，他們後退著走路，可別以爲這些人很怪異，他們的眼睛並沒長在後腦勺上。爲什麼他們要「倒行逆施」呢？

健康言語說：「要得腿不廢，走路往後退」。可見，這「倒行逆施」有助於鍛鍊雙腿。其實，後退走還有很多好處。

「後退走」又叫「倒走行」，其動作要領是：後退，膝蓋不彎曲，步子均勻而緩慢，雙手握拳，自然下垂，在身體兩側協調地前後擺動，頭後仰，挺胸並有規律地呼吸。

「倒行」時，雙腿用力挺直，膝蓋不能彎曲，這增加了膝關節和股肌承受重力的強度，可以使膝關節周圍的肌肉、韌帶和股肌都得到鍛鍊。又因爲「倒行」時腳尖虛著地，主要著力於踝關節和足跟骨，所以，這些相應部位的機能，都能得到很好的鍛鍊。

另外，後退行走時，要留意行走的方向，所以對空間和知覺的感知能力，將因此得到鍛鍊而增強，還要掌握平衡，以防摔倒，所以主控平衡協調作用的小腦，可以得到積極的訓練，使小腦調節肌肉緊張度及協調隨意運動等功能得到增強，從而有利於提高人的反應能力。

後退走健身的好處還有：後退走時腰身挺直或略後仰，這使得脊椎和腰背肌承受的重力和運動力比平時更大，鍛鍊了向前行走得不到充分鍛鍊的脊椎和背肌，有利於氣血調暢。特別是對整日伏案工作或學習的人來說，後退走能有效地消除疲勞和腰背酸痛之苦。患有慢性腰背痛的人，「後退走」後會感到腰部舒適輕鬆，長期堅持後退走，對腰痛有明顯的治療作用。青少年正值生長發育時期，經常後退走，有益於軀幹發育，減少雞胸駝背的發生率，還可以鍛鍊逆向思維能力。

後退行走時，動作頻率較慢，還可自行調節步伐，體力消耗也不大，很適合體弱者、冠心病及高血壓患者等不宜做劇烈運動的人。在其他運動鍛鍊結束後再後退走，還有助於疏緩激烈的心跳和消除疲勞。

後退走在室內室外皆可進行，但要選擇平整、無障礙物的地方進行，切不可在車輛往來、人多、物雜的地方進行，更不宜在低窪不平的路上走，以免摔倒，尤其老年人更應注意安全。

62.出汗不迎風，跑步莫凹胸

健康諺語說，「出汗不迎風，跑步莫凹胸」，這非常有道理。因為運動出汗後吹風，易傷風感冒，跑步時凹胸，會縮小胸腔範圍，降低肺活量，不利於心臟跳動，造成供血不足。

可是很多人鍛鍊後出了一身汗的時候，常常站在有風的地方休息，或者乾脆對著電風扇、空調猛吹一通，這樣確實不感到熱了，可是隨之而來的是傷風感冒。因此鍛鍊流汗後，切不可站在風大的地方吹風，應當把汗及時擦乾，脫掉出汗的運動服裝、鞋襪，換上平時穿的衣服，最好戴上帽子，防止熱量散失過度。

出汗的時候不宜受強風吹，在跑步的時候，也不宜逆風跑。因為在跑步時，呼吸的頻率非常高，風中的微粒、細菌會隨風灌入肺內，引起肺部疾病。而且逆風跑步時，空氣壓縮，讓人呼吸困難，造成氧氣供給不足，嚴重的還會導致死亡。尤其是在冬天，大量的冷空氣由嘴進入體內，會造成腹瀉，腹絞疼。

挺胸能夠塑造人的形體美，讓人充滿自信、心情愉快，使人精神煥發、朝氣蓬勃。

因此，無論是站立、坐著，還是走路時，都應養成昂首挺胸的習慣。保持抬頭挺胸姿勢，可以減緩腰頸椎病變，還可以使胸圍增大，肺活量增加10％至30％，肺腔能容納更多的空氣，提升血液的含氧量，使更多的氧氣參與體內的新陳代謝，減輕疲勞程度，加速體力恢復。

另外，挺胸抬頭還可減輕背部壓力，對預防背痛、防治佝僂病有不可忽視的作用。對久坐辦公室或處於生長發育期的青少年更是如此。患有支氣管疾病的老年人，經常保持昂頭挺胸的姿勢，同時做一做深呼吸運動，對提高肺部功能、治療各類肺部疾病都十分有益。

相反地，經常低頭凹胸的人，時間長了容易導致脊柱彎曲、駝背、肩胛部炎症和頸椎病，並會加速人的衰老。

尤其是在跑步時，人的呼吸量相當的大，需要頻率相當的心臟跳動以提供足夠的氧，這時如果凹胸，將會縮小胸腔容量，肺活量降低，胸腔內的空氣量減少，造成血液的含氧量降低，心臟的跳動將會受到限制，不利於呼吸。

愛好運動的人應該記住遵循這條健康諺語：「出汗不迎風，跑步莫凹胸。」

63.汗水沒乾，冷水莫沾

很多人在大量的戶外運動後，常常用冷水洗澡，採取快速冷卻的辦法來消熱，這是不利於身體健康的，甚至還會誘發感冒和其他疾病。健康諺語說得好：「汗水不乾，冷水莫沾」、「汗水沒落，不淋冷水澡」。

爲什麼人在出汗後不宜用冷水快速冷卻呢？醫學研究認爲，人在出汗時，皮下血管擴張，汗毛孔放大，血液循環很快，突然受到冷水刺激，皮下血管就會馬上收縮，汗毛孔也立即閉住，汗腺的分泌也立即停止。這樣就堵住了散熱管道，體內的熱量不能繼續散發，離開冷水片刻，熱量就會傾泄而出，使人感到很熱，這一冷一熱之間，差異很大，如果一時適應不過來，就易患感冒或其他疾病。

因此，正確的方法是：大量出汗後，不用冷水擦身或洗冷水澡，要稍事休息，把汗擦乾或汗停了後再用溫水洗澡。這樣有助於皮膚熱量的散發，也不會因突然受涼而致病。

汗水沒乾的時候，不能洗冷水澡，也不能吹涼風、喝涼水等，這些都會導致疾病的發生，於健康不利。

還有一點值得注意：出汗會帶走體內很多水分和鹽分，應該及時補充。所以，大量出汗後要及時喝水，可以在水中加入適量的鹽，這樣對身體更有利。

64.要得身體好，常把澡兒泡

與洗臉、洗腳相比，洗澡是一種「全面」保持皮膚乾淨、增進身體健康的措施。洗澡能全面清除皮膚表面的污垢。

由於生理和環境的原因，人的皮膚表面其實是個積垢納污的「垃圾場」，汗、皮脂、灰塵「三位一體」地堆積在皮膚表層，堵塞皮膚孔隙，不利於皮膚呼吸。這些污垢還是危害人體健康的病菌生長繁衍的理想場所，長期不洗澡不僅影響儀表容顏，還會導致各種疾病。

正是洗澡具有如此重要的作用，人們對洗澡非常重視，民間就有很多關於洗澡的健康諺語，如「常換衣服常洗澡，講究衛生身體好」、「常洗衣服常洗澡，常曬被褥疾病少」、「要得身體好，常把澡來泡」。這些諺語都說明，洗澡能防病健身。

那麼，洗澡有哪些防病健身的效果呢？怎樣洗才更好呢？

這就要根據洗澡的目的、季節和身體狀況，選擇溫度最適宜的洗澡水。

由於熱水對體汗和皮脂有較好的可溶性，因此熱水浴對清潔皮膚「垃圾」效果最好，水溫可在攝氏三十八至四十度之間。

醫學研究認爲，熱水浴對治療某些疾病很有幫助。水溫三十四至三十六度時有鎮靜止癢作用；三十七至三十九度時能解除全身疲勞；四十至四十五度時有發汗鎮痛作用。

在四十二度左右的水中浸泡三到四分鐘，胃酸過多、胃及十二指腸潰瘍者可抑制胃酸的分泌，減輕和控制病情。

飯前在四十度左右的水中浸泡二十到三十分鐘，同時進行腹式呼吸，然後改用冷水刺激腹部，可以加強胃腸蠕動，增進胃液分泌，消化不良或食欲不振者可以增加食欲，改善消化功能。

急性腰痛，特別是閃了腰的人，疼痛緩解後在四十二度的水中浸泡十至二十分鐘，有助於消炎、止痛。

四十度左右的溫水浴，可使糖尿病患者內臟功能降低，有效提高胰島素的分泌。

在三十九至四十度的溫水中浸泡二十至三十分鐘，高血壓患者可比洗澡前降低十五至二十毫米汞柱血壓。

洗澡時，心臟病患者胸部以下的部位在四十度的溫水中浸泡二十分鐘，可以使末梢血管擴張，增加心臟的血液供應量，以防供血不足。

便秘患者洗澡時用手掌按順時針方向按摩腹部，同時腹部一鼓一收地運動，用水淋浴腹部，可治療慢性便秘並防治痔瘡。

當人們洗澡是爲了消除疲勞，獲得清爽和舒服時，溫水浴較爲合適。心肺功能不佳、皮膚燙傷等狀況的人，不宜洗熱水浴，應洗溫水浴。一般皮膚病的藥浴也應選用溫水爲宜。溫水浴的水溫一般在三十四度左右。

除了熱水浴和溫水浴，還有冷水浴。冷水浴是最爲普通平常的，一般二十五度以下都可以稱爲冷水浴。人們常常去游泳，這就是自然冷水浴。

冷水的去污能力不如熱水，但因爲方便之故，所以選用冷水浴的人比較多。其實，冷水浴値得提倡。因爲冷水浴的健身效果更好：增強心血管功能，減輕氣管炎和肺氣腫的發病程度，增進消化功能，能預防上呼吸道感染、關節炎和肥胖症等。

在冷水的刺激下，皮膚表層血管劇烈收縮，血液流向內臟或深部組織，可增強內臟新陳代謝，活躍胃腸功能，加快胃腸蠕動，增強整個消化系統功能，提高消化吸收能力，令人食欲旺盛。

冷水能刺激大腦興奮，調動全身器官抵禦寒冷，周身血管的舒展運動，就是靠中樞神經系統的調控。長期堅持冷水浴，能增強中樞神經系統功能，減緩腦細胞的衰老和死亡。

同時，冷水浴對神經衰弱、頭痛、失眠等都有良好的防治作用。冷水浴能使細胞活躍，保持青春永駐，從而達到美容的目的。

當然，冷水浴必須逐漸適應，最好從氣溫逐漸降低的秋天開始，慢慢延伸到一年四季；從臉、四肢等局部開始，漸漸擴大爲全身洗浴。

特別注意，冬季冷水浴前要多做一些準備活動，充分熱身後再開始洗浴，時間不宜過長，以二至五分鐘爲宜。另外，不能空腹洗澡，否則易出現低血糖。

65.要健腦，把繩跳

大腦是人體具有複雜機能和旺盛活力的重要器官，大腦組織所消耗的氧氣比其他組織要多。根據醫學研究證明，當大腦細胞工作時，所需的血液量比肌肉多十五到二十倍，大腦的耗氧量占全身耗氧量的20～25％。因此，腦組織對缺氧、缺血非常敏感。

運動可提高心臟功能，加快血液循環，使大腦享受到更多氧氣與養分。運動還能促進腦中多種神經質的活動，使大腦的思維與反應更爲活躍、敏捷。凡是有氧運動都有健腦作用，特別是彈跳運動，能使肌體供給大腦充分的能量，如跳繩、踢毽子、跳橡皮筋、舞蹈等。

跳繩是最爲普及的健身運動，不受時間地點的限制，也不需要特別的運動器械，是最受歡迎的運動方式，對健腦特別有幫助。

人在跳繩時，以下肢彈跳和後蹬動作爲主，手臂同時擺動，腰部則配合上下肢活動而扭動，腹部肌肉收縮以幫助提腿。同時，跳繩時的呼吸加深，胸、背、膈、腹等所有與呼吸有關的肌肉都參加了活動。這是一項全身綜合控制的運動，大腦必須不停地運動。因此，跳繩能鍛鍊大腦，鍛鍊全身神經系統。

從中醫的針灸經絡學說來看，跳繩對全身經絡都有刺激作用。中醫認爲，人體有十二條正經，手、足各六條。跳繩時，手握繩頭，不停地做旋轉運動，能刺激手掌與手指的穴位，從而疏通手部經絡，使分布於手和上肢部的六條經絡氣血暢通，貫通大腦，對大腦、腦垂體等組織發生作用，增加腦神經細胞的活力，提高思維能力。

跳繩對腳也是一種良性刺激。人體的另外六條經脈起止於腳部，跳繩能促進下肢六條經脈的氣血循環。因此，透過跳繩運動使經絡通暢，從而溫煦臟腑、通調氣血，達到醒腦、健腦的作用。

人在跳繩之後，會感到精神舒適、精力充沛，這正是跳繩達到的健腦效果。

不過，任何事都得有個度，跳繩也不例外，跳繩時要講究方法和掌握運動量。每分鐘彈跳達到一百二十次的跳繩，連續五分鐘，相當於七百五十公尺的跑步活動量；持續跳繩十分鐘，與慢跑三十分鐘或跳健身舞二十分鐘消耗的熱量相當。跳繩是耗熱量大的運動，達到活血醒腦的目的就行了，過量了就會讓人跳後產生疲勞感。

同時，跳繩者還應注意：

1. 應穿質地軟，重量輕的鞋，避免腳踝受傷。

2.選擇軟硬適中的草坪、木質地板和泥土地的場地較好，切莫在硬性水泥地上跳繩，以免損傷腳骨。

3.身體較胖的人和中年婦女宜採用雙腳同時起落，上躍不要太高，以防止單腳跳時關節因過於負重而受傷。

66. 心靈手巧，動指健腦

蘇聯著名教育家蘇霍姆林斯基說：「孩子的智力發展，首先表現在指尖上。」他認爲，雙手是大腦的「老師」。健康諺語說：「心靈手巧，動指健腦」，說的就是這個意思。

近年來，科學家研究發現，經常活動手指，能夠直接刺激大腦細胞，對身體健康十分有益。國外有一位學者指出，對大腦來說，最重要的是活動手指，高效率地活動手指，遠比效果差的用功學習和死記硬背更能增強大腦的活力。

活動手指爲什麼能增強大腦功能呢？

在出生時，人的大腦細胞約一百四十億個，一過二十歲，就以每天十萬個的速度開始死亡，到三十五歲已喪失五億個以上，六十到七十歲時大致減少了十分之一左右。這就是人到中年便感到精力不足，到老年則思維能力、記憶力減退的生理原因。從大腦皮質的「感覺」和「運動」機能方面來說，手指占的比重最大。因此，經常活動手指來刺激大腦，可以阻止和延緩腦細胞的衰老退化。

怎樣科學地活動手指呢？

1.儘量雙手並用

喜歡用右手的人要多鍛鍊左手，如用左手提物，關門窗、翻書等。愛用左手的人應鍛鍊右手。

2.訓練手指的靈活性

經常用指尖從事一些比較精密的活動，如拼裝小型塑膠模型，擺弄小玩具、用小刀削鉛筆等。

3.鍛鍊手指皮膚的敏感性

皮膚觸覺不敏感，就意味著大腦感覺中樞的遲鈍。因此，應讓手指經常接受冷熱刺激，如冷、熱水洗手等。

4.不斷增強手指的柔韌性

這對提高大腦的工作效率有益，如伸屈手指、懸肘寫字作畫、織毛線衣等。

5.讓手指的活動多樣化

單調的方法會減少手指靈活性，限制大腦跟手指間的資訊傳遞。進行各種形式的手指活動，增加大腦與手指的資訊交流，必要時也可用健身球來活動手指。

下面是比較有效的方法：

1. 指尖刺激法

每一塊肌肉在大腦層中都有著相應的區域——神經中樞，而手指運動中樞在大腦皮層中所占的區域最廣泛。練習彈琴的孩子比較聰明，就是因爲孩子練習彈琴而練習了手指。由於手指的不斷活動，大腦就得到了很好的發展。研究發現，隨著雙手準確運動，大腦皮層中相應神經細胞的活力激發起來，尤其是左右手並彈的鋼琴、電子琴等，對大腦的作用尤其顯著。

2. 「環」、「球」鍛鍊法

手部有很多穴位，這些穴位所連接的經絡把手部與大腦神經、五臟六腑緊密地聯繫起來。透過捏掐五個指頭（每捏遍一次約十一至十二公斤握力）、刺激手掌上的各個穴位，人的氣血津液就更暢通。

臨床發現，經常捏握手指和掌上的穴位，大腦的供血系統就會更通暢，從而起到健腦益智、消除疲勞、增強思維能力的效果。那些經常拿著健身環或健身球的人，實際上是在鍛鍊自己的大腦。如果沒有這些器械，在手裡拿兩個核桃，不斷地轉動，也能收到很好的效果。

下面介紹的這套透過手指進行的鍛鍊方法，不但可以提高手指的靈活性，使雙手靚麗潤嫩，又能清醒頭腦、增強記憶，長期堅持，促進健康。

1. 拍。雙手在身前、身後輪流拍掌。拍掌能使人振奮，可提高協調性和靈敏性。

2. 搓。雙手互相搓揉，既搓手心，也要搓揉手背，直搓得掌心發熱爲止。

3. 彈。以拇指緊扣四指，空握拳，將四指突然彈出。彈指要有爆發力，可提高指間關節的勁度和力度。

4. 頂。雙手張開，十指相對，用指尖部相互用力對頂，一緊一鬆交替循環進行。

5. 挾。雙手伸張，十指指縫緊緊交叉進行。

6. 拗。雙手十指交叉，手掌翻轉向外，盡力向前伸展雙臂，形成拗勢，達到伸展手和鍛鍊指關節的目的。

7. 轉。雙手十指相交抱拳，作順時針或逆時針轉動手腕。

8. 拉。先用右手逐一緊捏左手每一隻手指，向後用力拉動，再用左手拉右手手指。

9. 揉。先用右手掌揉左手腕部，再用左手掌揉右手腕部。

10. 抖。雙手自然下垂於體兩側，十指鬆開轉動手臂，使十指自然抖動。

67.多練多乖，不練就呆

民間諺語說，「多練多乖，不練就呆」。運動鍛鍊能益智健腦，果真如諺語所說嗎？

美國科學家花了三十五年時間，對四百名二十一歲至八十四歲的成年人，進行了語言能力、感覺速度、空間定向及計算思維等方面的測試研究。結果表明，經常參加鍛鍊的人，在智力和反應速度方面，高於很少參加鍛鍊的同齡人。

爲什麼鍛鍊能益智健腦呢？

這是因爲，經常參加體育鍛鍊可以增強心臟功能，包括改善心肌營養狀況，使心肌發達、心壁增厚，輸出血量增加；經常參加體育鍛鍊，還可以提高呼吸系統的功能，使呼吸肌發達，肺活量增加；體育鍛鍊還可以改善血液循環，使血中的紅血球、白血球、血紅蛋白增加。

研究表明，這三方面都可以綜合改善腦血流的供給，使神經細胞獲得更充足的能量物質和氧氣的供應，從而使大腦和整個神經系統獲得充分的營養保證。

除此以外，運動對大腦還有如下好處：

1.運動使大腦勞逸結合。體育鍛鍊能使原來興奮的神經細胞得到抑制，實現大腦的興奮與抑制合理交替。因此可以透過運動來消除腦力疲勞，保護大腦。

2.運動能使大腦釋放內啡肽等有益生化物質，這些物質對促進人的思維和智力大有益處。

3.運動能改善不良情緒，使人精神愉快，促進腦內嗎啡分泌，使大腦越來越聰明。透過運動，還能有效預防和治療神經緊張、失眠、煩躁及憂鬱等，這些疾病或不良情緒最易產生思維和反應遲鈍、注意力減退。

所以，運動不僅能改變人的精神狀態，還能益智健腦。

68.常把舞來跳，癡呆不會到

隨著老年化社會的到來，老年性癡呆症的預防問題引起了越來越多的關注。目前醫學界對老年性癡呆症的發病原因和治療方法所知甚少，可民間健康諺語「常把舞來跳，癡呆不會到」卻給我們提了個醒：舞蹈能預防老年性癡呆。

流行病學家給老年性癡呆開出的「偏方」：別讓頭腦和身體閒著，避免沈默、孤獨和足不出戶。運動醫學認爲，體育運動本身對大腦細胞是一種良性刺激，它能促進健康的神經細胞對老化、損傷了的細胞的取代，完成那些「退休」細胞的職能。因此說，體育運動可以幫助老年人遠離老年性癡呆。

最近，美國科學家發現，舞蹈讓人不再沈默、不再孤獨、不再足不出戶，可以有效預防老年性癡呆的發生。科學家調查發現，每週跳舞三次的人與每週只跳一次舞或不跳舞的同齡人相比，患老年性癡呆病的機會要少78%。

舞蹈爲什麼有如此功效呢？

生物學「用進廢退」理論表明，經常交流溝通可使細胞處於工作的活躍狀態。在這種狀態下，大腦細胞之間就會不斷進行溝通、聯繫，有時還能建立新的聯繫。正是這種活躍，使大腦細胞保持不衰退的工作狀態。相反地，沒有交流溝通、缺乏刺激，細胞之間就不會建立新聯繫，曾經建立的聯繫也會因爲長久不用而逐漸荒廢。廢置不用的神經細胞也就慢慢孤立、退化，好像從來不存在過一樣。

老年人就是因爲失去負責記憶的神經細胞而患老年性癡呆，舞蹈使老年人擁有良好的人際交流，能不斷刺激負責記憶的神經細胞，使它們不斷記憶、回憶。長期這樣活動，可以維持細胞記憶功能、延緩衰老，從而達到預防老年性癡呆的目的。

舞蹈對預防和延緩老年性癡呆症的作用，超過了騎自行車、游泳等活動。因爲舞蹈調動了運動功能、思維功能、情感活動三方面因素，能讓腦細胞閃爍青春光彩。

跳舞能預防和延緩老年性癡呆，但並不是對所有老年人都適宜。比如腿腳不便的老人就不適合跳舞。

其實，預防老年性癡呆症的活動還有很多，老年人應根據身體條件和個人愛好，選擇活動方式和內容。

這裡說的「常把舞來跳，癡呆不會到」，只是說跳舞是一種很好的活動方式，它能使您的大腦長時期保持活躍狀態，可以有效預防老年性癡呆。

69.要得身體好，常把秧歌跳

秧歌在我國已有三百多年的歷史。一般來說，扭秧歌是中老年婦女的專利，可是如今，許多年輕的女孩也加入扭秧歌的隊伍。這大概是受民間健康諺語「要得身體好，常把秧歌跳」的影響吧！

秧歌舞音樂明快、動作簡單，符合現代婦女身心健康的要求，能促進人體新陳代謝、改善生理功能或心理狀態，使人心情舒暢、忘掉煩惱，達到防病健身的目的。

扭秧歌健身心的作用，主要體現在以下幾個方面：

1.保持體形，運動減肥

長時間、低強度的有氧運動，都能達到健身減肥的目的。扭秧歌就是一種低強度、長時間、中等運動量的健身活動，它需要參與者保持隊形，採用十字步前進，伴隨扭動腰身、擺胯、屈伸膝關節、甩肩等動作。這些動作使全身大小肌肉群得到活動，加快血液循環。長時間的秧歌舞能燃燒脂肪，達到很明顯的減肥效果，對上臂減肥作用更明顯。身體較胖的婦女扭秧歌半年以上，大多可減肥四・二公斤以上。

2.活動關節，提高身體平衡協調性

進入中老年後，肌體的很多功能衰退，柔韌性、靈活性、協調性和平衡能力降低，容易拉傷摔傷。扭秧歌的人，能隨著音樂節奏扭腰、擺胯、甩肩，大幅度拉伸肢體，有助於延緩肌體衰退，長期鍛鍊，還能維持和改善關節的柔韌性和身體的平衡協調能力。

3.改善心肌供血，提高心臟功能

現代社會生活節奏非常快，人們忙於工作、學習，鍛鍊的時間大爲減少，於是糖尿病、冠心病等發病率高得驚人。中老年人由於免疫力的降低，得病的機率更大。因此更應該抓住每一個鍛鍊身體的機會，經常扭扭秧歌，以提高心臟功能。

實驗研究表明，扭秧歌半年以上的人，心臟脈搏量、心排血量、射血分數等心功能指標都明顯提高。這說明，扭秧歌能使心肌力量增強，改善心肌本身的供血情況，避免老年性心血管疾病的發生。

4.結伴而舞，創造愉快心境

那些退休的中老年人，在家裡沒事可做，難免會有寂寞冷清的感覺，心情因此不愉快，參加扭秧歌的隊伍能結識新朋友，找到交流傾訴的機會，有利於心理健康，達到排解寂寞，愉悅身心的效果。

正是秧歌舞有健身的作用，才有「要得身體好，常把秧歌跳」健康諺語，所以秧歌舞才如此風行。

70.常打太極拳，益壽又延年

太極拳是我國的傳統武術，有防身健體之功效。現在，它的健體作用日趨突顯出來。在一些活動場所，總是有那麼一些中老年人悠閒地打著太極拳，一招一式還挺優美的。

練習太極拳到底有哪些好處呢？

練習太極拳能祛病、養生、延年。

民間廣爲流傳的健康諺語也說，「常打太極拳，益壽又延年」，「打拳練身，打坐養性」、「要想身體壯，打拳不可忘」、「打拳跑步舞劍，健康要靠鍛鍊」。可見，打拳能祛病、養生、延年，這是人們的共識。

拳術可分爲內家拳和外家拳兩大類。太極拳屬內家拳，以養氣、通絡、放鬆、調整周身氣血爲主，屬於氣功之行功。所以打太極拳能達到養病、調整氣血運行，恢復體內正常循環的效果。

打太極拳時，必須做到放鬆、氣道通暢。肺主一身之氣，肺氣通則周身氣行，故練功必須令其氣順，不可讓氣道結滯。所以說：練拳不可閉氣、使力，要以放鬆、沈氣爲主。正是這樣的要求，使得打太極拳的人在練拳過程中，注意放鬆並調整呼吸，這樣才能在練拳之後心情舒暢，精神飽滿，身體微微出汗，增加了肌體的新陳代謝，從而起到祛病強身的健身功效。

運動生理學認爲，任何運動必須具有一定的強度，並且持續一定時間，才能增進人體健康，加強肌體循環系統和呼吸系統功能。太極拳既練氣又練形，精氣神兼練，既有養生健身價值，又有藝術欣賞價值。

太極拳非常重視下盤功夫的訓練，因此，常打太極拳有利於氣血下行，調整人體上盛下衰狀態，可防治肝腎兩虧、陰虛陽浮、高血壓、心虛失眠、畏寒怕冷、四肢發涼、便秘等疾病。

台灣一項研究發現，打太極拳可加強心臟功能，增進血管彈性，減緩老化速度，還能讓循環系統運作更加順利，血管不易硬化，降低中風和罹患心血管疾病的風險，有養生益壽的功效。

太極拳不僅強調肢體放鬆，而且練拳全過程都要求精神放鬆，使大腦抑制與興奮相結合，而且它還有利於心態平衡。所以，針對當今生活方式，練習一種或幾種太極拳是一條非常可靠的健康之路。

只要你每天堅持練拳，就能持久地保持身心平衡和動態平衡，達到祛病、養生、延年的目的。

71.養生在動，動過則損

中醫認爲，運動可以修鍊人的「內三寶」，即精、氣、神，還能夠改善人的「外三寶」，即耳、目、口。透過運動，內練精神、臟腑、氣血，外練筋骨、肌肉、四肢，使內外和諧，氣血周流，感覺靈敏，整個機體處於「陰平陽秘」的狀態，防治百病，老而不衰。可見，運動鍛鍊強健的體魄，讓人具有防病抗病的能力。

但並不是只要運動就能達到身心健康的效果，過量的運動輕則損傷身體，重者還會引發疾病。只有選擇適合自己的運動方式，進行適量的運動，才能達到強身健體的效果。

「養生在動，動過則損」這一健康諺語，說的就是運動過量會損害身體健康，這非常有道理。

運動的最終目的是保持健康，但是細分一下可發現：爲了減肥而運動者有之，爲了治療某種疾病而運動者有之，爲了保持好身材而運動者有之，爲了國家榮譽而運動者有之。

每個人的運動目的不一樣，所以運動量也就不一樣。我們不能要求為治療疾病而運動的人和運動員的運動量一樣。

這裡我們談談跑步健身的運動量選擇。

運動生物化學研究發現：剛開始跑步的五分鐘內，心臟為了適應機體的運動而進行調整，心跳顯著增快，心臟泵血加劇，但其程度是不均勻的，被稱為「心臟適應期」。之後，心臟已經適應，心搏有力，泵血均勻，並隨時根據運動量的大小做出相應調整。

二十分鐘之內的跑步，主要由體內儲存的糖原提供能量，特別是肌糖原和肝糖原，它們在有氧條件下分解為二氧化碳和水，釋放出大量的能量。

跑步二十分鐘以後，糖原大部分被耗盡，能量的主要來源是體內的脂肪。脂肪先分解為甘油和脂肪酸，甘油直接被氧化，脂肪酸變為乙酰輔酶A，再經過代謝，一部分轉變為糖以提供能量。由於靠脂肪供應能量需氧量多，因而在跑步強度達到缺氧程度時，就不能靠氧化脂肪來提供能量。

可見，以鍛鍊身體為目的的跑步，時間不應少於五分鐘，否則對心肺功能的提高起不到什麼作用。超過五分鐘的跑步，持續的時間越長，心肺功能的鍛鍊效果也就越好。至於跑步的速度，可根據自己的體力來調整。

以減肥健美為目的的跑步，時間不應少於二十分鐘，速度要慢些，以保持均勻呼吸。二十分鐘的慢速長跑，不但能大量耗盡體內的糖原，而且要動用體內的脂肪。且由於慢速長跑不會使機體過分缺氧，所以有助於脂肪的消耗，從而達到減肥的目的。

應該知道的是，在長跑的第一個月裡，因食欲增加，體重會稍有上升，但第二個月體重很快就會下降。若要停止跑步運動，應逐日遞減運動量和運動時間，以免引起「反跳性肥胖」。

運動可以強身，但病患者選擇了不適宜的運動方式，不但不能強身，還會加重病情。因此，病患者應選擇適宜的運動方式。

高血壓患者適於散步、騎自行車、游泳等運動，這些運動均是動態的等張性運動，能夠透過全身肌肉的反覆收縮，引起血管的舒張和收縮，降低血壓。運動量為心臟負荷的50％左右為宜，即運動時脈搏保持在每分鐘一百一十次左右。每天運動一次，每次三十至六十分鐘。

心臟病患者更應謹慎，要根據心功能受損程度來選擇運動形式及運動量。一般情況下，一二級心功能不全的輕症心臟病人，可進行散步、慢跑、打太極拳、醫療體操等運動。運動時脈搏限定在每分鐘一百零四至一百二十次；三四級心功能不全或心絞痛發作頻繁的病人，不宜採用體育活動，應以休息爲主，也可適當做一些保護性的輕微活動，原則是以不增加心跳次數爲度。

高度近視者不宜劇烈運動，因爲高度近視的度數越大，眼底的改變也越明顯，劇烈運動易導致視網膜脫離。

還應該注意，就算一個健康的人，在以下情況下也不能進行劇烈運動。

饑餓時不宜做劇烈運動。因爲饑餓時體內能量已不夠用，需要補充，如勉強運動，有損肌體。

飯後不宜做劇烈運動。因爲此時胃腸道充血，正進行消化，如進行劇烈運動，就會使血液重新分布，影響胃腸工作，不利於消化吸收，甚至損傷胃腸。

睡前不宜做劇烈運動。因爲運動會引起興奮，讓人無法入睡。

第四大基石
改良習慣

習慣如每天牽繩繞一圈，時間一長，就成了解不開的結。健康卻在看不見中悄然受到壞習慣的傷害。因此，為了健康，不能讓壞習慣這個小結困住，既然這個結解不開，又何必徒勞呢，直接一刀剪開得了。養成良好的習慣，改良不足的習慣，輕鬆獲得長久健康。

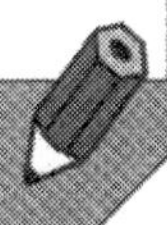

72.吃人參不如睡五更

俗話說，「吃人參不如睡五更」。古時候人們把一夜分成甲、乙、丙、丁、戊五個時段，五更又稱五鼓，「睡五更」就是指完整的睡眠。

科學研究證明，良好的睡眠能消除全身疲勞，恢復體力，使腦神經、內分泌、體內代謝、心血管活動、消化功能、呼吸功能等得到休整，促使身體組織器官進行修復，從而增強免疫功能、提高抵抗力。

良好的睡眠也是維持大腦正常運轉、使思維發揮最佳效益的保證。我國古代養生學家認為，睡眠是一種有益健康長壽的養生方法，因為「睡能還精，睡能養氣，睡能健脾益胃，睡能堅骨強筋」。

可見，充足的睡眠具有非常良好的保健作用。

然而，現在許多人都不能享受「睡五更」的幸福，可謂「睡」債累累!尤其是學生一族，他們起早貪晚、披星戴月，為學業忙碌著。

美國睡眠專家、布朗大學教授瑪利・卡斯卡頓說：「十幾歲的青少年，理想睡眠時數為九小時十五分鐘。然而，美國孩子在上學期間平均每天只睡七個半小時，四分之一的孩子每天只睡六個半小時，甚至更少。」

美國學生尚且如此，中國學生的睡眠時間就更少了。要知道，我國學生可比美國學生「努力」多了。

卡斯卡頓教授指出：「如今，美國孩子極易患上憂鬱症。」「睡」債累累的後果非常嚴重。如上課打瞌睡、注意力無法集中、記憶力減退等。長期睡眠不足，還會引發青少年心理和生理上的各種疾病。

缺乏睡眠的威脅之一，就是青少年控制自己情緒的能力下降。針對這一情況，許多睡眠專家聯合倡議美國的中學在早上九點左右開課，讓缺乏睡眠的孩子們多睡一點、學好一點。

一個人的睡眠時間，依據自身的年齡、職業以及身體素質來定。年輕人一般需要十個小時左右，老年人則短得多。

有些人習慣夜間工作，所以睡得晚，早晨起得自然也就晚些，時間長了，便形成一種晚睡晚起的生活規律，形成了一種適應這種生活規律的條件反射和生物鐘，對身體也就沒有傷害了。

這種特殊的生活規律，一般人受不了，但是經過長期的訓練，就像那些習慣了夜間工作的人們，硬要他們早起，反而打亂了他們的生活節律，造成睡眠不足，生物鐘紊亂，影響身體。

早睡早起之說無疑是一種健康的習慣，但也不能生搬硬套，而是要具體問題具體分析，依個人的具體情況而論。

人的起居養生，最重要的是要有比較規律的生活節律，要基本符合生活中長期形成的習慣，而不是死板地要求所有的人按照整齊劃一的模式，安排自己的睡眠時間。

73.中午睡覺好，猶如撿個寶

人除了在晚上睡覺外，中午的睡眠也是不可少的。關於午睡的諺語如「中午一小覺，神仙也不要」、「中午睡覺好，猶如撿個寶」、「吃罷中飯睡一覺，健健康康活到老」等。

研究發現，人有三個睡眠高峰點：上午九點、中午一點和下午五點。由此可見，除了夜間睡眠外，在白天，還有三個需要睡眠的睡眠高峰點。特別是中午吃完飯之後，特別想睡上一小覺。

可是，白天的睡眠已經被繁忙的工作、緊張的情緒所代替；或被酒茶之類具有提神、興奮作用的飲料所消除。只是一到這幾個時間點，我們會感到有稍許的睡意。這就是人爲什麼白天也要打幾次盹的原因所在。

上午九點和下午五點的睡眠點很快就會過去，因爲那時候人們忙著工作，很容易轉移睡眠注意力。可是中午那個睡眠點就很難被轉移，因爲中午人們會停下工作，休息一下。這時候我們不妨小睡一覺。事實證明，午睡能使大腦和身體各個系統都得到放鬆與休息，更有利於下午、晚上的工作、學習，而且也是夏秋季節預防暑熱的積極措施。

有資料證明，在一些有午睡習慣的國家和地區，冠心病的發病率要比不午睡的國家低得多。這與午睡能使心臟系統舒緩，並使人體緊張度降低有關。

午睡在晝長夜短的夏天尤其重要。夏天天氣炎熱，即使到了晚上，氣溫仍然很高，難以入睡，要等到下半夜氣溫稍稍降低之後才能睡著。而第二天四、五點鐘天已大亮，氣溫又逐漸升高，又睡不著了。從而導致睡眠不足。

在人的第二個睡眠點，即中午一點左右，這時候肝臟需要休息，大腦反應遲鈍，人會感到疲勞。所以許多人一到中午就昏昏沈沈、毫無精神。如果這時候睡上一小覺，讓大腦和身體其他器官都休息一下，補充一下上午消耗的能量，對提高下午工作效率和身體健康都有好處。

同時，一天中溫度最高的時候是中午二點左右，這時候工作過於勞累，容易中暑。特別是那些在戶外工作的建築工人、農民、田野作業者，應該避開中午這段最熱的一個小時，稍事休息，這對工作和身體都是有利的。

所以，無論是體力勞動者還是腦力勞動者，最好在中午睡一覺，養精蓄銳，以最好的狀態迎接下午的工作。

74.冬睡不蒙頭，夏睡不露肚

冬天溫度低，不少人因爲怕冷，睡覺時習慣把頭縮進被窩裡；夏天溫度高了，又怕熱，不蓋被子，露腹而睡。這是一種很不好的習慣。健康諺語說得好，「冬睡不蒙頭，夏睡不露肚」，就是說冬天即使溫度很低，睡覺時也不能蒙頭；夏天溫度很高，但睡覺時最好蓋上肚子。這是有科學依據的。

古代醫學認爲，冬季雖然溫度低，但不能蒙頭睡覺，因爲頭部是全身陽經的匯聚地，蒙頭睡覺，容易使體內的熱壅積在頭部，造成神志不清。

其實，只要仔細想想就會明白：被窩裡的空氣本來就不流通，蒙著頭睡覺，氧氣含量勢必會越來越少，而人體呼出的二氧化碳又不能及時排除。如果不能吸入新鮮空氣，就會覺得胸悶、氣短、頭痛、頭昏，全身酸軟。而且吸入大量的二氧化碳，血液裡的二氧化碳濃度會逐漸增高。高濃度的二氧化碳對人體有毒害作用，會出現頭疼、氣急、全身無力等症狀。長時間吸進含高二氧化碳的空氣，對大腦危害極大。

出現這種情況，人們往往因感到不舒服而掙扎翻滾，直到把被子蹬開；有的人還會做噩夢，從夢中驚醒或大喊大叫。長期這樣，會損害身體健康。天氣寒冷時蹬開被子，可能使人患上感冒、氣管炎、肺炎等疾病。

所以，不管室內溫度多低，都不能蒙頭睡覺，否則對健康不利，嚴重時還會造成窒息。

被窩內最適宜的入睡溫度範圍是攝氏三十二至三十四度，蒙頭睡不宜於熱量的散發，大量的熱集聚在被子內，造成溫度過高，人就會出汗，就會蹬被子，這樣易造成感冒。

被窩內的理想濕度爲50%~60%，氣流應保持每秒○．二公尺左右。入睡時人體要散熱排汗，蒙頭睡覺氣流會受阻，造成被內濕度高於60%。而濕度過高可使皮膚受到刺激，影響睡眠深度。因此，冬天應經常曬被褥，睡覺時不能蒙頭，以保證合適的濕度和氣流。

天氣冷時，蒙頭睡會造成感冒，天氣熱時，露臍而眠也會造成感冒。

《內經》說，肚臍爲「諸脈之冲要，會陰的冲脈，臍之受寒，豈非大事？不能對之掉以輕心」。

肚臍通人體內外，是保健要穴，中醫稱之爲「神闕」或「臍中」穴。肚臍是人身上脂肪層最薄的地方，也是人體對外界抵抗力最薄弱的部位。夏季邪濕之氣很容易由此侵入體內。

夏天睡覺時會感到熱，人們爲了防暑，喜歡赤著上身睡覺。但溫度是逐漸降低的，如果不蓋被子，腹部就會著涼受寒，引起胃腸不適，誘發胃腸痙攣、腹痛、腹瀉等疾病。

因此，即使是夏天，也應該用毛巾等蓋住腹部，保護肚臍不受寒。

75.睡多容易病，少睡亦傷身

一些人沒事的時候就用睡覺打發時光，還美其名曰「養精蓄銳」。尤其是假期，大都會一天都賴在床上。這都是睡懶覺的表現。其實，覺睡多了也不好。

睡懶覺會打亂生物鐘的節律。正常人體的內分泌及各種器官的活動，都有一定的晝夜規律。絕大多數人習慣白天工作、晚上休息，就是受人體生物鐘的調節和支配。如果平時生活比較規律，可是一到假期就睡懶覺，這樣會擾亂體內生物鐘節律，使內分泌激素出現異常。長期這樣，就會出現精神不振、情緒低落等一系列不良反應。

睡懶覺也會影響胃腸道功能。一般人的早飯是七點鐘左右，這時候，前一天晚上吃的東西已經基本消化完了，胃腸會因饑餓而收縮。睡懶覺的人寧願餓肚子也不願起床吃早飯，時間長了，容易得慢性胃炎、潰瘍等病。

睡懶覺還會導致肌肉鬆弛。睡覺時肌肉處於鬆弛狀態，睡醒後起床活動活動，能夠加快血液的速度，增加血液供應量，加粗肌肉纖維。那些賴床的人，肌肉組織長時間處於鬆弛狀態，肌肉修復能力差，代謝物不能及時排除，起床後會感到雙腿酸軟無力、腰部不適。

睡懶覺對小孩子也有影響。研究發現，愛睡懶覺的孩子記憶力不如早起的孩子，學習效率也比較低。

因此，如果沒有特殊情況，「黎明即起」最好了。這是一種良好的生活習慣，即使是節假日，也要保持正常的生活規律，按時睡覺，按時起床，有利於身心健康。

美國科學家調查研究表明：每晚七小時睡眠是最安全的，每晚睡眠時間超過八小時的人的死亡率，要高於每晚只睡六到七小時的人。

這一研究的人員說：目前還沒有足夠的科學依據支持這一研究結果，但是，有一點是可以肯定的：睡眠時間的長短會影響細胞因子，而細胞因子會誘發癌症，這是導致死亡的原因。而且，睡眠時間越長，發生睡眠呼吸暫停綜合症的危險越大。

覺睡多了不利於健康，那麼，少睡點應該有利於健康吧？當然不是。

隨著各種娛樂設施的增加，人們的夜生活越來越豐富了，睡眠時間卻越來越少了。白天工作了一天，晚上還有許多應酬：今晚上舞廳，明晚和朋友聚會，後天晚上還要上網玩通宵，就是沒時間好好睡覺。

這種沒有規律的生活方式，對健康極爲不利。因爲一個人體內白天消耗的能量，要靠晚上的睡眠來補充，內分泌激素有25%至35%是在睡眠時產生的。如果睡眠不足，必然會破壞體內新陳代謝平衡，使身體的消耗不能及時得到補充；而且激素合成不足，會造成體內環境不協調。長此以往，想要有一個健康的身體是不可能的了。

以下的內容，應該引起廣大愛美人士的高度注意。

美容專家指出：晚上十點至凌晨二點，是人體舊細胞壞死、新細胞生成最活躍的時間。此時不睡覺，細胞的新陳代謝必定會受到影響，加快衰老速度。提醒那些想盡各種辦法延緩衰老的美眉們，該睡覺的時候一定要乖乖地睡覺，否則用什麼美容顏品都沒用。

心理學家還指出：睡眠不足會造成心理疲憊感，產生不良情緒，如焦慮、憂鬱、急躁等。甚至會直接對生理造成損害，如食欲不振、消化不良、免疫功能低下，引發或加重失眠症，造成神經官能症、潰瘍病、糖尿病、腦血管病等。

對於那些夜生活過度的人，即使晚睡晚起，每天睡夠八小時，甚至睡更長時間，也難以彌補因夜晚睡眠不足而給身體帶來的損害。所以有些人面色不正、精神疲憊，給人以病態感。

所以說，多睡不好，少睡也不行，應該是該睡就睡、該醒就醒，以「適度」爲妙，養成良好的睡眠習慣。

76.吃得巧，睡得好

健康諺語說：「吃得巧，睡得好。」吃什麼食物有助於睡眠，這是很多人都關心的問題。

下面我們就介紹幾種有助於睡眠的食物，僅供參考：

1.牛奶

牛奶含有兩種催眠物質：L色氨酸和肽類。L色氨酸能夠促進睡眠血清素合成，只需一杯牛奶，就能使人安然入睡；肽類對肌體生理功能有調節作用，能夠跟中樞神經或末梢鴉片肽受體結合，顯示出類似鴉片麻醉的鎮痛效果，有利於入睡，並且解除身體、大腦的疲勞，還不會成癮。如果臨睡喝杯牛奶，你肯定會睡得很好。

2.蜂蜜

蜂蜜能夠補中益氣、安五臟、和百藥，對失眠療效顯著。臨睡前，取一到三茶匙蜂蜜，將酸棗、糖加入沖水，喝一杯，一般都可以很快入睡。

3.大棗

大棗含蛋白質、糖、維生素C、鈣、磷、鐵等物質，能補脾安神。晚飯後用大棗加水煎汁服用，能加快入睡速度。大棗與百合煮粥食用，也有同樣的效果。

4.葵花子

葵花子含亞油酸、氨基酸、維生素等物質，能調節人腦細胞正常代謝，提高神經中樞作用。每晚吃一把瓜子，也能夠起到安眠作用。

5.小米

小米所含的色氨酸，在所有穀物中獨占鰲頭，且不含抗血紅素的酪蛋白。色氨酸能促進大腦神經細胞分泌出一種使人昏昏欲睡的神經遞質——五羥色胺，這種物質能夠讓思維活動受到暫時抑制，大腦因此產生困倦感覺。

具體做法：小米九至十五克，半夏五克，水煎服，這一單方對身體不佳而引起的夜寐不安的人，特別管用。臨睡前喝碗糯米粥，可使失眠且夜間多尿的人安然入睡。

6.核桃

核桃能治療神經衰弱、健忘、失眠、多夢等。用核桃仁配黑芝麻、桑葉各五十克搗成泥狀，每次服十五克，可以幫助入睡。

特別提醒：以上這些食物除了有催眠作用外，還是健腦佳品，經常吃有好處。

大腦需要水分，在睡前飲一杯白開水，有滋潤胃腸、防止口乾舌燥的效果，還能降低血黏度，預防腦血栓的形成，對安然入睡有好處。

注意：

1.如果想睡好，晚餐莫太飽。晚餐吃七八成飽即可，睡前不要吃東西，以免加重胃腸負擔。平常說的：早餐吃好，中餐吃飽，晚餐吃少，道理就在這裡。

2.晚上不要飲用濃茶、咖啡等飲料，以免因精神興奮或尿頻影響正常的睡眠。

3.喝醉酒會讓人進入睡眠狀態，然而這種狀態下的睡眠對健康無益。因爲酒在新陳代謝的過程中，會釋放一種天然興奮劑，破壞睡眠質量。

77.吃好睡好，長生不老

一個人一生的三分之一時間是在睡眠中度過的。因此，睡眠質量的好壞，直接影響著一個人的生命質量。所以，健康諺語有「能吃能睡，長命百歲」、「睡得好，身體健」的說法。

充足的睡眠、均衡的飲食、適度的運動是健康生活「鼎之三足」。因此，希望健康，就必須充分認識睡眠的意義，重視睡眠的質量，做好睡眠的管理。可是，在不少人的健康理念中，常常只注重飲食、運動，而忽略睡眠。

「能吃能睡，長命百歲」、「睡得好，身體健」，就是要求人們充分重視睡眠之於健康的重大意義。工作了一天，已經筋疲力盡了，所以睡眠必須保證質量，使大腦和身體得到充分的休息，這樣才能保證第二天精力充沛。

1. 睡眠要適量

我們的一個重要觀點是「覺不可少睡」。成年人一般來說，每天睡六到七個小時就差不多了。可是最近美國心理學教授詹姆斯・馬斯博士指出：一個晚上睡六到七個小時是不夠的。他對睡眠研究的結果表明，只有八個小時的睡眠，才能夠使人體功能達到高峰。所以，睡眠時間主要是「以精神和體力的恢復」作爲標準。

人的睡眠分爲兩個階段：慢動眼睡眠、快動眼睡眠。記憶儲存、維持組織、資訊整理及新的學習、表現等，都發生在快動眼睡眠的最後階段，而快動眼睡眠通常發生在八小時睡眠期的後部，並可以持續九十分鐘左右。雖然我們可能並沒有覺察到，但是，我們當中大部分人的睡眠其實都是不夠的，這不僅降低了生活質量，還可能引發疾病。

爲了彌補這種普遍的睡眠不足，馬斯博士提倡「小睡」。這種小睡是指每天正式睡眠醒來後再小睡二十分鐘，其效果比晚上早睡要好得多。

我們特別強調的是，孩子的睡眠時間不能剋扣。由於各種各樣的壓力，孩子並不輕鬆。很多孩子睡眠時間明顯不足。現在大喊「減負」，可是實際上是明鬆暗緊。這是拿孩子的眼前利益代替了長遠利益，無論對社會還是對家庭都得不償失。孩子只要睡好覺，就能學習好、考好試，完全有能力向一流大學進軍。家長常說：學習不好沒前途，可是睡不好覺就學習不好。所以，首先要保證孩子足夠的睡眠！

2.順應生物鐘

如果每天準時起床，定時去迎接每天早晨的陽光，那麼生物鐘就會準時運轉。研究表明，這是提高睡眠質量的要素之一。

研究證明，影響生物鐘運行的因素之一是體溫，人的體溫波動對生物鐘的節律有很大影響。體溫下降就會引起睡意，這是利用體溫調節生物鐘的有效方法。如果體溫調節失控，就會引起睡眠生物鐘紊亂。控制體溫的方法很多，比如睡前洗個澡，或睡前做二十分鐘的有氧運動等，睡覺時體溫就有所下降。形成習慣後，就會按時入睡。

養成良好的睡眠習慣，這是最重要的。如果沒有特殊情況，千萬不要破壞生物鐘，星期六、星期天晚上不睡、白天不起，這樣就會破壞生物鐘的有效運轉。

3.睡眠小技巧

第一，在睡覺之前排淨大、小便，把體內廢物垃圾排出體外，減少體內的毒物積存，減少機體吸收有毒物質。胃腸常清，周身輕鬆，減少夜起，安然入睡，保證睡眠質量。

第二，睡覺前梳頭。梳齒接觸頭皮，就像親人的手輕輕地撫摸著你。梳頭對頭部穴位有刺激和按摩作用，有利於促進頭部血流和解除頭屑刺癢，並能抑制頭部血小板聚集，降低血黏度，使大腦供血正常、周身舒服，早早進入甜蜜的夢鄉。梳子最好是木頭的或骨頭的，不要用塑膠梳子，因爲塑膠梳子會摩擦生電。

78.經常失眠，少活十年

中華醫學會調查表明，中國約有三億多成年人有失眠等睡眠障礙，20％至30％的人有不同程度的睡眠疾病，40％以上的老年人在睡眠方面存在問題。

失眠主要是由於腦部微循環不暢，供血供氧不足引起神經系統功能失調。失眠的人，精神萎靡不振、煩躁不安，嚴重的還會引發潰瘍病、高血壓、冠心病、免疫力下降。長期失眠，就會出現「睡眠赤字」、「健康透支」，縮短生命。所以，民間有「經常失眠，少活十年」的諺語。

一般來說，失眠可能是由以下三大原因所致：

第一，體質虛弱，包括陰虛、血虛、陰陽兩虛、脾虛、心虛等。

第二，某些臟器組織功能紊亂。

第三，體內代謝產物積聚不能排出體外，造成內毒積聚。

這三大原因導致人體機能失衡，生物鐘遭到破壞，因而發生或加重失眠。

很多失眠的症狀可能是暫時的，只要找到失眠的原因，加以治療，就能夠恢復原本的睡眠品質。但是習慣性失眠很難一時治好。這種失眠沒有特定原因，其所以失眠，與人的性格有很大關係。

研究資料表明，那些愛操心、易緊張的人，一點事也會讓他神經緊綳、焦慮不堪。這種人即使沒事，睡眠品質也不好，多夢、夢囈、易醒，屬於淺睡眠狀態。遇到大事時，比如親人的死亡、離異、失業、失戀等，他們的精神負擔就更大了，根本睡不著。這種性格的人容易形成「習慣性失眠」。這種習慣一旦形成，即使沒有壓力，也很難安睡。

習慣性失眠的人，有的會求助醫生，這種做法是可取的；可是有的人卻靠安眠藥來促進睡眠，這種做法是不正確的。因爲長期服用安眠藥，就會對藥物產生依賴，如果沒有安眠藥，就根本無法入睡。安眠藥對大腦有刺激作用，還會給肝臟造成嚴重負擔。吃安眠藥不但不能治好失眠，反而添了其他疾病，哪還有健康的立足之地呀？

因此，我們建議大家，採用自我訓練、調節飲食、改善作息時間等方法，來調節失眠或改變睡眠品質，是最自然最根本的辦法。簡述如下：

1. 注意日常生活

儘量養成睡眠的好習慣。每天同一時間上床睡覺，上床後除了睡覺或做愛做的事之外，不要想其他的事情。

盡力營造一個高質量的睡眠環境。睡覺時要關燈，保持安靜。儘量避免太冷或太熱的環境。

儘量避免每天下午以後飲用刺激性飲料。比如酒、咖啡、茶、可樂等，睡前最好不要吃大餐。

避免臨睡前觀看緊張刺激恐怖的電視、電影，比如鬼怪片、兇殺片等，以免造成心理不安而影響入睡。

如果在床上翻來覆去難以入睡，就會讓人更加緊張、更難入睡。遇到這種情況，最好起床離開房間做些輕鬆活動，比如看書、聽音樂、靜坐等，直到疲倦了才進房間睡覺。

2.自我訓練

如果躺在床上無法控制思緒，可以按照以下方法來做：

不墊枕頭平躺，將雙手雙腳儘量打開呈「大」字形，手心朝上，眼睛自然閉上，下巴往內收，注意力集中在腹部，開始用腹部呼吸，每次的吸氣、吐氣的時間一次一次拉長變慢，一般五、六個回合。

除了一面進行呼吸訓練之外，一面默想著身體的每一個部位，順序從腳趾、腳板、腳踝、小腿漸漸往上，不漏掉身上任何一個部位，慢慢的在意念中默念，讓這些部位儘量放鬆，慢慢的，連腰部都可以平貼在床面上，漸漸的，心中的雜念就可以甩掉了。

實踐證明，這是一個不錯的方法，即使只有幾個小時的睡眠，也可以讓身體各器官獲得足夠的休息。

3.下午運動幫助睡眠

對經常失眠的人，希望晚上睡得好，下午作適量運動是很有幫助的。

英國一位醫學家曾對一些願意接受測驗的人進行過研究。他將這些人隨意分爲二組，在同一天的上、下午分別進行相同種類的等量運動，活動的疲勞程度也相同，而且，兩組人都按規定在晚上同一時間上床睡覺，並且用電腦掃描記錄儀檢測他們每一個人的睡眠情況。

結果發現，早晨和上午運動的人，他們晚間睡眠的情形跟平常差不多。而下午運動的那一組人，晚上睡眠情形則比平常好得多。這是由於大腦興奮及機體疲勞程度不同的結果。

79.一夜不睡，十夜不醒

有句健康諺語叫「一夜不睡，十夜不醒」，意思是說，如果一個晚上不睡覺，就是睡上十夜，也不能把一晚上不睡覺的損失補回來。

也許有人會想出這樣的主意——儲存睡眠：我明天要熬夜，所以今天要多睡覺，把明天的「覺」先儲存起來；或者今天放假了，我要多睡覺，把下週的睡眠儲存起來，這樣下週就會精力充沛了。

其實，人體是不能儲存睡眠的。爲了熬夜或下週精力充沛而多睡幾個小時，對人體是沒有幫助的。人體只需要一定質量的睡眠，多睡不但睡不著，對健康也無益。這樣做只會打亂人體原有的正常生理節奏，到了第二天，人反而會變得無精打采，工作效率明顯降低。

有個詞語叫做「星期一綜合症」，可能是由於許多人都有過「儲存睡眠」的經歷，星期一的時候，人們不但沒有生龍活虎，反而一個個蔫頭耷腦，毫無生氣。

傳統的睡眠觀點是累了才需要睡眠，即累了才要休息。那些「拚命三郎」們甚至累了也不休息，硬挺著不利用睡眠這種方式休息一下，這對健康十分有害。

最近幾年，醫學界提出了養生新概念——生物鐘養生。這一養生學的核心是主動休息，即在人還不感到十分累的時候，就提前為健康充電，休息一下。

簡單地解釋，休息就是行為的變化。主動休息的核心是充足的睡眠、不熬夜。每個人的睡眠時間長短不一，但有一條必須遵守，即不管工作多忙，都不能太晚睡覺，更不能一夜不睡。

美國佛羅里達大學免疫學專家貝里·達比教授的研究小組，對睡眠、催眠與人體免疫力作了一系列研究，得出的結論對睡眠的重要性再一次進行了闡述：「良好的睡眠不但能消除疲勞，使人體產生新的活力，還與提高免疫力、抵抗疾病關係密切。」

達比教授對二十八名受試者進行自我催眠訓練後的結果表明，施行催眠術後，受試者血液中的T淋巴細胞和B淋巴細胞均明顯上升，而這兩種細胞正是人體免疫力的主力軍。科學家同時發現，實行催眠術的受試者在日常壓力面前，表現出更強的自信、自尊和獨立處事能力。

有些人不熬夜，也沒有夜生活。可是，他們容易早醒。經常早醒往往是一個人處於憂鬱狀態的提示性症狀。

什麼時候醒來可稱得上是「早醒」？

一般來說，從入睡到次日清晨、一般人還沒有醒之前就醒了，就算是早醒。

早醒的人一定都有相同的感受：在睡著後會莫名其妙地突然醒來，而且格外清醒，再也無法入睡。然後就是浮想聯翩，或回憶從前，或推測以後，或圍繞某個內容反覆思考。滿腦子胡思亂想，亂哄哄一片，越想人越熱，越想心越煩，越煩越睡不著，苦苦等天亮。

早醒的人睡眠嚴重不足，次日會感到疲乏、心煩意亂，而且注意力不集中，辦事效率低。長期早醒的人還會有心悸、胸悶、腰酸、腹脹等症狀。於是形成「睡不好↓吃不好↓做不好↓睡不好」的惡性循環，給健康造成嚴重影響。

早醒是一種睡眠障礙，如果反覆出現，同時伴隨情緒低落、精神不振、悲觀消沈、猶豫不決、容易激怒等症狀，就應該請醫生診治了。

不少早醒的患者擔心用藥會對藥物產生依賴，還擔心有副作用。其實，這些擔心是多餘的。目前我國已有療效明顯、副作用小的專用藥物治療早醒症狀，至於對藥物產生依賴的問題，可以透過醫生和病人的密切配合和共同努力，逐漸克服。

早醒是關係睡眠質量的重大問題，不可掉以輕心，如果失去治療的最佳時機，就會影響身心健康。

一夜不睡，十夜不醒，人一般在晚上睡眠，如果睡眠時間大部分被占用的話，人體生物鐘就會被打亂，引起一系列的副作用，導致體質急劇下降。

80.坐有坐相，睡有睡相，睡覺要像彎月亮

睡眠是人一生下來就會的事，然而，如何獲得良好的睡眠，在睡眠的同時達到養生保健的效果，還是有學問的。

在民間廣爲流傳這樣的健康諺語：「坐有坐相，睡有睡相，睡覺要像彎月亮」、「側龍臥虎仰癱屍」、「站如松，行如風，坐如鐘，臥如弓」，都說到了睡眠的姿勢。

古人講究「不覓仙方覓睡方」，良好的睡眠對人體的好處，超過了任何靈丹妙藥。

蔡季通說：「睡側而臥，覺正而伸，早晚以時，先睡心，後睡目。」

爲什麼要側臥呢？

現代醫學研究認爲，俯臥會阻礙胸廓擴張，影響呼吸，人體吸入的氧氣相對減少，不利於新陳代謝。同時心臟受壓，心搏阻力加大，血液循環受到影響。

仰臥是最爲常見的睡覺姿勢，古人稱這種睡眠姿勢爲「屍臥」，即死人的姿勢。這種稱謂雖說不雅，但四肢可以自由伸展，體內的各個器官也較爲舒適。不過仰臥不利於全身充分的放鬆，尤其是腹腔內壓力較高時，容易使人產生憋得慌的感覺。

只有側臥，人體內臟器官受壓較小，胸廓活動自如，有利於呼吸，心臟也不會受到手臂、被子的壓迫，兩腿屈伸方便，身體翻轉自如。

側臥就是健康諺語「站如松，坐如鐘，臥如弓」中說的「臥如弓」。古代養生學家也是主張睡眠時以側臥爲宜。《千金要方．道林養性》中指出：「屈膝側臥，益人氣力，勝正偃臥。按孔子不屍臥，故曰睡不厭臥，覺不厭舒。」就是說屈膝側臥勝過正面仰臥。

中醫也強調睡眠應「臥如弓」，建議採取這樣的標準姿勢：身體向右側臥，屈右腿，左腿伸直；屈右肘，手掌托在頭下；左上肢伸直，放在左側大腿上，這樣的睡姿就像一輪彎月亮。

中醫認爲，以這種姿勢入睡不損心氣，像貓一樣蜷臥後，大腦很快就能靜下來，由興奮轉爲抑制狀態，不久就能進入夢鄉。

睡眠的姿勢以向右側臥爲最好，以左側臥及適當的仰臥爲配合。這是因爲胃、肝偏於右側，右側臥時，心臟受壓小，有助於血液自由循環。向左側睡時壓迫胃，使胃內的食物不易進入小腸，不利於食物消化和吸收，還會壓迫心臟，對患有心臟病的人尤爲不利。

對於那些血液循環差、防寒機能弱、睡覺時怕冷的人來說，側臥可使全身肌肉得到最大程度的鬆弛，又不致壓迫心臟，使心、肝、肺、胃、腸處於自然位置，呼吸暢通，還有利於胃中食物向十二指腸輸送。

尤其是老年人，他們的內臟肌肉已變得鬆弛無力，胃腸蠕動減慢，右側臥便於胃內的食物向十二指腸推進，有利於胃腸的消化吸收，供給全身更多營養。

右側臥過久，可調換爲仰臥。將雙手伸直，自然地放在身體兩側，切忌將手壓在胸部，也不宜抱頭枕肘，下肢避免交叉或彎曲，全身肌肉儘量放鬆，保持氣血通暢，呼吸自然平和。

可見，向右側臥有助於良好睡眠，有助於養生保健，每個人都應該「睡有睡相，睡覺要像彎月亮」。

81.熱水洗腳，如吃補藥

古代醫學典籍中有這樣的記載，「人之有腳，猶似樹之有根，樹枯根先竭，人老腳先衰」。這說明我們的祖先早已認識到腳的重要性。幾千年前，人們就已經十分重視對雙足的鍛鍊和保養了，這種鍛鍊和保養一直流傳下來，那就是民間流傳的健康諺語：「熱水洗腳，勝吃補藥。」

中醫學認爲，人體的三條陰經和三條陽經交匯於雙腳，其中足少陰腎經位於足底，腎是人的根本，控制人的生長、發育、衰老，雙腳離心臟遠，血液供應少而慢，加上腳部脂肪層薄，保溫能力差，所以腳最易受寒。雙腳寒冷會反射性地引起上呼吸道功能異常，降低人體抵抗力。這時候病菌就會乘虛而入，使人患感冒、支氣管炎等疾病。

熱水洗腳時，不斷用手按壓腳心的湧泉穴，腳上經脈一通，能促進氣血運行和新陳代謝，加快下肢血液循環，消除下肢沈重感和全身的疲勞，既能促進睡眠，又可以祛病強身。

熱水泡腳還能達到防病治病的效果。

1.頭痛的人，雙腳在四十度左右的熱水中泡十五至二十分鐘，頭痛會明顯緩解。這是因爲熱水使雙腳血管擴張，促進血液的全身流動。血液從頭部流向腳部，可相對減少腦充血，從而緩解頭痛。

2.用熱水洗腳，能減輕感冒發燒引起的頭痛。

3.用熱水洗腳時，不斷用手按壓腳心的湧泉穴和大腳趾後方足背偏外側的太沖穴，有助於降低血壓。

4.長期堅持熱水泡腳，可以預防風濕病、脾胃病、失眠、頭痛、感冒等疾病，還能促進截癱、腦外傷、中風、腰椎間盤突出症、腎病、糖尿病等病的康復。

5.在冬天，用熱水洗腳，能加速雙腳與身體其他部位間的血液交換，對凍瘡有一定的預防作用。

6.失眠症和足部靜脈曲張患者每晚用熱水洗腳，能減輕症狀，易於入睡。

當然，這裡說的熱水，也不能太燙，應根據季節的不同控制水溫：冬季以不超過四十五度爲宜，夏季則可控制在五十度左右。

82.寒從腳上起，病從口中入

健康諺語說，「寒從腳起，病從口入」、「人老腳先衰、樹老根先竭」、「頭對風，暖烘烘；腳對風，請郎中」，這些諺語告訴我們：腳最易受寒，人們應該特別注意腳的保暖保健。

腳是人體溫度最低的部位，腳趾尖的溫度有時只有二十五度。如果對腳的保暖做得不夠好，腳受寒又加劇微血管痙攣，使供血受阻，這又進一步降低雙腳的溫度。中醫學者認爲，雙腳受寒會影響內臟，導致胃痛、腹瀉、行經腹痛、月經不調、陽痿、腰腿痛等。

腳還與上呼吸道粘膜之間的神經有著密切的聯繫。腳部一旦受涼，會反射性地引起上呼吸道黏膜微血管收縮，纖毛運動減慢，身體抵抗力削弱，潛伏在鼻咽部位和新侵入的病原微生物就會乘機大量繁殖，使人患傷風感冒、引發氣管炎等病症。

腳上的感覺神經末梢受涼後，正常運轉的血管組織收縮，時間長了，會導致血管舒張功能失調，誘發肢端動脈痙攣、關節炎和風濕性疾病等。

因此，每個人都應該特別注意腳的保暖，以達到防病、治病的保健目的。

那麼，採取哪些措施對腳進行飽暖呢？我們可以從鍛鍊和穿好鞋襪做起。

1.加強鍛鍊。讓腳多活動，經常步行，加強腳和身體其他部位之間的血液循環。

2.穿好鞋襪。冬天最好穿棉襪和棉鞋，而且襪子、鞋墊和棉鞋應經常烘曬，保持鞋襪乾燥，才能起到保暖作用。

冬季鞋襪的尺寸要稍大些，腳與鞋之間應有空隙，也就是利用空氣的隔熱作用，增強保暖性。鞋底要適當增厚，因爲鞋底厚，防寒性能就好。在冰天雪地裡工作的人，應穿帶毛的高腰皮鞋或長筒皮靴。

容易生凍瘡的人，在寒冷的天氣裡尤其應穿棉鞋，有腳汗的人，選用透氣較好的棉鞋和棉線襪較好。

3.經常用熱水泡腳，這樣能保持雙腳的溫度，增進血液循環，還能促進睡眠。

其實，腳的保暖措施是相當多的，這裡只是提醒人們，腳易受寒，要注意腳的保暖，多走走跳跳，促進雙腳的血液循環。

83.食不語，睡不言

我國自古就非常講究就餐禮儀，「食不語」是古代進餐時必須遵守的規矩。民間廣爲流傳著「食不語，睡不言」的諺語。

《論語‧鄉黨》中就有「食不語，寢不言」的說法，《論語集注》中說：「答述曰語，自言曰言。」范氏曰：「聖人存心不他，當食而食，當寢而寢，言語非其時也。」楊氏曰：「肺爲氣主而聲出焉，寢食則氣窒而不通，語言恐傷之也。」就是說，言語發於肺，進食和睡覺時氣窒，說話會傷肺。

這裡，「食不語」是指在吃飯的時候不爭執，不大聲說話。《千金翼方》中說，「食勿大言」、「及饑不得大語」，說明古人主張進食的時候不可爭辯，以免影響情緒，不利於進食和消化。

可是有人把「食不語」理解偏了，認爲「食不語」就是低頭悶吃，不言不語，這樣才有禮貌，才是好習慣，有利於進食和消化。其實這是不對的。

「食不語」往往不利於消化。因爲低頭悶吃，吃飯的速度過快，給胃造成很大壓力，胃液來不及分泌，勢必胃脹、打嗝，甚至胃痛。相反地，如果邊吃邊聊，飯菜一點一點地下肚，到了胃裡能充分與胃液攪拌，有利於消化。

現在的生活節奏很快，與家人坐在一起閒聊的機會少了，餐桌成了溝通的好地方，讓孩子把學校裡的趣事吹吹，大人們吹一下得意的人生經歷，全家說說笑笑，邊吃邊聊，慢慢品味飯菜，品味生活的樂趣，既能增加食欲，促進消化，還能增進家庭成員之間的相互瞭解和融洽。

吃飯是一種很好的交際應酬手段，親朋好友歡聚一堂進餐，「食不語」豈不是大煞風景？不瞭解的人還以爲你心懷不滿呢。親朋好友聚餐，「食不語」讓對方感到冷落，再好的飯菜也索然無味。輕言低語，食佐語、語佐食，熱絡了情誼，吃起來就有滋有味了。

此乃人生一大樂事也。邊吃邊聊是大有益處的，但也不是什麼都說，應該有以下的顧忌。

1.不講污言穢語，這會影響食欲，也不文明。

2.不猜拳行令、大呼小叫，這不利於胃腸工作，嚴重者會引發胃腸疾病。

3.不講讓人暴笑的話題，這會讓人噴飯，還會傷肺，讓人腹疼。

4.不可含飯菜而言，這時說出的話含混不清，還有可能把飯粒噴到桌上或他人身上，是極不文明的行爲，還會嗆了自己。

5.不可大聲爭辯，否則弄得唾沫橫飛，一是極不文明，還可能因一時衝動，把餐桌變成格鬥場。

吃飯時，只要注意到這些禁忌，是完全可以「言佐食，食伴言」的。

「睡不言」是一個好習慣，有一定的科學根據。

唐朝醫學家孫思邈在《千金要方》中說：「寢不得語言者，言五臟如鐘磬，不懸則不可發聲。」意思是說，睡覺時說話會損傷五臟之氣，破壞人體健康。現代科學也證實，睡覺前談話，往往會引起神經系統興奮，造成失眠多夢等，影響睡眠。

因此，我們提倡「睡不言」，不提倡「食不語」。

84.春捂秋凍，不生雜病

中國自古就流傳著「春捂秋凍，不生雜病」的健康諺語，給人們穿衣服提了個醒。爲什麼要「春捂」？古代的健康諺語說的，「二月休把棉衣撇，三月還有梨花雪」，說出了「春捂」的必要性，又指明「春捂」的具體時間。

農曆二月，乍暖還寒，特別是在中國的北方，雖說早春，但氣溫多變。正如宋代大詩人王安石在詩中說：

春日春風有時好，
春日春風有時惡；
不得春風花不開，
花開又被風吹落。

「三月還有梨花雪」，春風挾帶寒流，來個倒春寒，脫了棉衣的人——特別是病人

——一下子就可能出現感冒、氣管炎、心肌梗塞、中風等疾病。每年的這段時間，寒流過境，這些疾病就出現發病高峰。

早春時，氣溫雖有上升，但是早晨傍晚、白天夜裡溫差較大，並且春季是回暖的季節，室外的回暖速度快於室內，在室外感到熱，進入室內會感到很涼。過早脫掉冬衣，寒氣就會侵入人體，寒則傷肺。習慣了冬季的寒冷，人體對寒邪的抵禦能力有所減弱，此時若突然受寒，就易患流行性感冒、急性支氣管炎、肺炎等疾病。

因此，早春期間不宜匆忙脫下冬衣，要根據氣溫的上升遞減。另外，也不能馬上減薄被褥，那不符合「春捂」的養生之道。

近年來，醫療氣象學家對「春捂」有了更科學、更具體的研究，提出了一些「春捂」的操作依據。

1. 溫度低於十五度，就應該「春捂」，高於十五度，可以適當減衣。

2. 日夜溫差大於八度就要「捂」。

3. 「春捂」時間應持續一到二週。衣衫減得太快，就可能出現「一向單衫耐得凍，乍脫棉衣凍成病」。

爲什麼要「秋凍」呢？秋天來時，難免秋風苦雨，寒氣襲人。但不能氣溫稍有下降，馬上就增加衣服，把自己捂得嚴嚴實實，寒冷的冬天還在後面。適當少穿點衣服，凍一凍，鍛鍊鍛鍊，以提高耐寒能力，等天氣眞正冷時，再適當地增加衣服。而且室內降溫的速度跟不上室外，室外感到較冷的時候，室內還有點暖和。過早穿上冬衣，室外室內的溫差讓人一穿一脫，風寒感冒就有機可乘了。

「薄衣禦寒」提醒人們，「薄衣之法，當從秋習之」。初秋時溫度逐漸降低，溫差變化不是很大，不添衣或適當少添衣也不至於外感風寒而患病，「薄衣」有助於人體機能逐漸適應寒冷的氣候環境。

値得注意的是，不能把「秋凍」簡單地理解爲「遇冷不穿衣」。天氣突然變冷時，適當添衣是必要的，否則不能預防疾病不說，還會招災惹病。這裡說的「適當添衣」，是指衣服穿到自己略感涼而不寒冷爲宜，而不是穿得暖暖和和，裹得嚴嚴實實。

「秋凍」應有度，這個度就是自己舒適，活動不感到熱、天寒不感到冷。這樣才能既防寒又防病。

因此，爲了防病，爲了養生保健，別忘了健康諺語「春捂秋凍，不生百病」，春天來臨時，多穿幾天冬衣，秋天到來時，別忙穿上冬衣。

85.指甲常剪，疾病不染

時下，很多女士認爲留長指甲使自己顯得嫵媚、性感。不得不承認，經過一番修飾的指甲，確實相當漂亮，不過別忘了健康諺語「指甲常剪，疾病不染」，在得到漂亮指甲的同時，人們還得到了什麼？

指甲對指尖具有保護作用，但是它的長短要合適，太短起不了保護作用，長了又不衛生，也不方便。

有科學檢查表明，人雙手上的寄生蟲卵、病菌，約有90％藏在指甲縫裡。經化驗，一克指甲泥垢中竟有幾十億個病菌，其中痢疾桿菌、傷寒桿菌、大腸桿菌、肝炎病毒等可引起人們患病的細菌、病毒，就達三十餘種，這還不算眾多的寄生蟲卵在內。可見指甲縫就是細菌、病毒、微生物的大本營，是藏污納垢的場所。

要常剪指甲，保持指甲適當的長度，使指甲縫儘量小，儘量減小寄生蟲卵和病菌藏匿的空間。

指甲過長，就會有大量的病菌和寄生蟲卵藏匿到指甲縫裡，即使花時間清洗消毒，也會有達不到的地方。所以用手拿東西吃的時候，病菌和寄生蟲卵就會附著在食物上，隨食物一起進入人體內。

另外，皮膚感到癢時，人們會用手指抓癢。如果指甲較長，修整不齊，很容易刮破皮膚，藏匿在指甲縫裡的細菌就會乘機進入傷口，引起感染、化膿，嚴重時還會引起危及生命的敗血症。

長指甲不但對健康有害，也會給生活和工作帶來不便。

清朝時，有一官吏見一文人留著長指甲，批評道：「是必甚懶，否則何指爪之長也。」

這位官吏從指甲的長短來判斷一個人是懶還是勤，這有相當的道理。常常用雙手勞作的人，指甲會被磨損，很難長長，如果長了也會被折斷。

因此，指甲長了一定要剪短，並且要常清除指縫裡的污垢，使病菌無藏身之地，也讓我們的生活變得更方便。

86.冷水洗臉，美容保健

美容並不是非得到美容院才能做得到，生活中能達到美容效果的方法也有很多。比如用冷水洗臉，這是最簡單而又適用的美容之法。健康諺語說得好：「冷水洗臉，美容保健。」

用冷水洗臉，可以達到以下效果：

1.冷水的刺激可以改善面部的血液循環，改善皮膚組織的營養結構，增強皮膚的彈性，消除或減輕面部皺紋。

2.冷水洗臉還能促進皮脂分泌，使皮膚顯得白皙、光潔、富有彈性，不易感染皮膚病。

3.用冷水洗臉，會使皮膚的毛細血管收縮，臉部肌肉產生緊繃感，不過一分鐘後，就會出現反射性充血，加速血液循環，可以防止臉部長期暴露所造成的麻木和神經過敏。

4.用冷水洗臉，可使頭腦冷靜，還能提高人體抗寒能力，能預防感冒。

可見，冷水洗臉的美容保健功效相當好。當然，洗臉用的冷水溫度也不能太低，十度左右爲宜。

可是很多人都不懂得冷水洗臉的好處，總是用熱水洗臉，認爲熱水洗臉能夠去污。熱水確實比冷水的去污力強，而且還能暫時滋潤皮膚、減輕皺紋，但經常使用熱水洗臉，皮膚易鬆弛，易出現皺紋。

因爲人的面部微血管分布最密，脂肪層較厚，形成保護油脂，對面部肌肉進行自我保護。熱水有強烈的滲透作用，洗臉水的溫度過高，雖然對皮膚有鎮痛和擴張毛細血管的作用，但經常使用會使皮膚脫脂，血管壁活力減弱，導致皮膚毛孔擴張，皮膚變得鬆弛無力、出現皺紋。

而且，長期用熱水洗臉，面部肌肉的耐寒能力就會減弱，一旦突然暴露在寒冷的空氣中，面部易被凍傷，還易患傷風感冒和呼吸系統疾病等。

「冷水洗臉，美容保健」、「熱水洗臉，皺紋出現」，在此奉勸那些習慣用熱水洗臉的人，趕快改用冷水洗臉，這可使你更美貌年輕。

87.刷牙用溫水，牙齒笑咧嘴

刷牙是每天必做的功課之一。刷牙大家都會，可是刷牙水的溫度不是一般人都能掌握好的。有些人用的刷牙水，不是太涼就是太熱，這樣都不利於牙齒健康。健康諺語說，「刷牙用溫水，牙齒笑咧嘴」。用溫水刷牙對牙齒健康有利，這是有一定科學道理的。

研究表明，在三十五到三十六度之間，人的牙齒才能進行正常的新陳代謝。如果經常用過冷或過熱的水刷牙，給牙齒以驟冷驟熱的刺激，就有可能誘發牙髓神經痙攣、牙齦出血和其他牙病。特別是牙齒過敏、齲齒、牙周炎、牙齦炎、口腔潰瘍、舌炎、咽炎患者，冷熱刺激，都會誘發或加重病情。

只有用三十五度左右的溫水刷牙，才能使人感到口感清爽、舒服。

眾多實驗證明，三十五度左右的溫水是一種良性的口腔保護劑，用這樣的水漱口，既利牙齒，也利咽喉和舌頭，還利於清除口腔裡的細菌和食物殘渣。

使用溫水刷牙，牙刷毛軟硬適中，有利於清潔牙齒又不會刺傷牙齦，同時對牙齦還可以起到按摩作用，有利於牙齦組織的健康。而且牙膏在溫水中會比在冷水中泡沫更豐富，有利於口腔清潔。

如果長期使用涼水刷牙，就會出現「人未老，牙先落」的現象。在日本有調查表明，使用涼水刷牙，會使牙齒的壽命縮短十年以上。

可見，用溫水刷牙有利於牙齒保健，那些習慣用冷水或溫度過高的水刷牙的人，爲了您的健康著想，應該改一改習慣了。

88. 飯前便後要洗手

「病從口入」的道理人人皆知，病從口入的媒介是手。因此，注意手的衛生是預防病從口入的重要環節。飯前便後洗手是保證手衛生的基本條件。

相信每個人都受過這樣的教育：「飯前便後要洗手」。小時候，老師和家長不厭其煩地在我們耳邊叮囑「飯前便後要洗手」。有時候，我們的小手看上去既沒有土、也不髒，於是就直接撲到飯桌上，拿起筷子就想吃飯。這樣做是很危險的，大部分會被父母狠狠地批評一頓。

我們的雙手經常裸露在外面，生活中我們接觸的東西，絕大多數都是沒經過消毒的物品。這些物品上會有各種各樣的細菌和病毒，例如大腸桿菌、傷寒桿菌、肝炎病毒等，還有蛔蟲、蚊蟲等多種寄生蟲蟲卵。

飯前爲什麼要洗手呢？

細菌和病菌用肉眼根本看不到。如果將一雙沒洗乾淨的手放在顯微鏡下觀察，數一數上面的細菌，結果會讓你大吃一驚：細菌的數量有四至四十多萬個。沒洗乾淨的手上尚且有如此多的細菌，那麼沒洗的手上的細菌豈不是更多？如果吃飯前不把手洗乾淨，用髒手抓起饅頭或其他可以抓著吃的東西，會把細菌、病毒、寄生蟲卵帶入體內，而傳染上腸炎、痢疾、傷寒、肝炎、蛔蟲病等腸道傳染病。

所以，我們吃飯前一定要把手洗乾淨。

為什麼要在大、小便後洗手呢？

腸道中有許多細菌，會隨糞便排出體外，那些患有各種腸道傳染病或寄生蟲病的人，則會有更多的致病菌或寄生蟲卵排出體外。大小便後，手難免不被污染，如果不及時洗手，手就會成為傳播疾病的媒介。

尤其對小孩子來說，小孩子在擦大便時往往粗心大意，會將糞便沾到手指上，極少量的接觸肉眼是看不到的，但這極少量的接觸，會使手指帶有大量細菌、病毒或寄生蟲卵。如果不洗手就去吃東西，這些細菌就會和食物一起被吃進肚子裡。

便後洗手，應在繫好腰帶、沖完馬桶後再洗。

因此，便後洗手不容忽視。

洗手並不是用水沖一下就完事，這樣洗手起不到殺死全部細菌的作用。只有正確的洗手方法，才能夠為你的健康保駕護航。

先把手弄濕，然後把香皀均匀塗抹在手上，反覆搓洗，尤其要注意手指縫，最後用清水沖洗乾淨。

值得注意的是：洗乾淨的手要用清潔毛巾擦乾，千萬不能用抹布擦剛剛洗完的手。因爲抹布上的細菌會沾到手上，結果和沒洗手一樣。

自來水是洗手的首選，在沒有自來水的地方，用淘米水洗手也有很好的殺菌作用。但要注意：如果在水盆裡洗手，不要一家人共用一盆水洗手。

飯前便後認眞洗手，這是預防胃腸道傳染病的最簡單、最有效的方法。不洗手就進食，很容易感染各種腸道傳染病。如果能夠做到便前飯後也洗手，那麼你的健康就能獲得更大的安全係數。

在這裡，還要指出一點：經常接觸錢的人，要勤洗手。

鈔票作爲一種特殊商品，會經過很多人的手，因此上面沾滿各種各樣的細菌、病菌，很容易成爲疾病傳播的媒介。所以那些天天和錢打交道的人，要把洗手當做一件大事看待。

89.多喝涼白開，健康自然來

隨著生活節奏的加快，許多人忙得不亦樂乎，連口渴喝水的時間都無暇顧及。資料表明，不喝水現象越來越普遍，尤其是青少年。很多人認爲，渴了才喝水，不渴喝什麼？這是不對的！

對「渴」，老年人不敏感，過了「渴勁」就不感到渴了。不少人錯誤地認爲，「渴」是小事一樁。這更不對！

水是生命之源。

「渴」是體內已嚴重缺水的訊號，水比食物還要重要，人體內的一切生化反應，都必須有水的參與，否則新陳代謝就會出現障礙，導致亞健康狀態。

因此，我們在這裡隆重地向您推出一句健康諺語：「多喝涼白開，健康自然來」。我們提倡主動飲水，養成定時飲水的好習慣，口不渴也要喝水，不要等著「口渴」再喝水。

現在向大家介紹一些喝白開水的知識。

你也許會發笑：喝水誰不會呀？還用得著你教？其實呀，喝水大有學問！

首先需要指出的是：喝水並不僅僅是解渴、補充體內的水分，正確的飲水能夠促進健康、延年益壽。據說蔣介石先生終生都喝白開水，他的健康和長壽也許正得益於此。

前些年有「飲水健身運動」，其做法是：每天喝白開水一千cc以上，而且要長期堅持。早晨起床後、晚上睡覺前堅持喝一杯白開水，可以防止老年人經常出現的暈倒現象。

一天中最佳的飲水時間是早晨起床後、十點左右、十六點左右及睡前。在這幾個時間段，不渴也要主動喝水。最好喝白開水，而不是喝各種飲料。

醫學證明，喝水對人體有以下好處：

1.洗滌機體，清除污染

各種有害有毒物質，透過生物鏈條的連鎖反應、濃縮累積，最終進入一日三餐所必需的糧、菜、果和肉、蛋、奶中，透過呼吸道、皮膚直接侵入機體，在體內積蓄起來，造成潛在的危險。按時喝水，能夠保證新陳代謝正常進行，有效地清除這些污染物質。

2.滋潤機體，避免疾患

起床就喝水，對機體既是極大補償，又是一種有效的淨化，這是醫學公認的健康生活習慣。早晨飲水：能夠稀釋血液，降低血黏度，有效避免心腦血管病在上午發生，預防心臟病和中風；能夠稀釋尿液，使積蓄一夜的固體毒物溶解於尿液中排出，既沖洗了尿道，預防尿路感染，又可預防尿路結石，還能及時排出致癌物質，避免膀胱癌的發生。

清晨體內食物基本排空，加上身體運動，水在胃內蕩滌胃壁殘渣，病原菌無處安身，難以形成致病的群體。即使有炎症的胃壁，經過清晨洗滌，也會「水到病除」。

3.保護皮膚，美麗容顏

經常飲水，能夠保持微小脂肪顆粒滋潤而富有彈性，保護皮膚，達到美容的目的。

水通過小腸，除大部分被吸收外，剩餘部分進入大腸分成兩路：一部分被腸壁繼續吸收入血；另一部分成了糞便的稀釋劑，保證排便順利，有效地防止便秘，減少痔瘡的發生。

喝水的注意事項：

1.千萬不要喝生水

實驗證明，一滴生水中大約含有四千萬個細菌和寄生蟲卵。其中的傷寒、痢疾桿菌在水中可以活一個月。這些病菌喝進肚子後，容易使人患急性胃腸炎、傷寒及痢疾等傳染病。

2.大量出汗後喝些鹽開水

大量出汗，人體消耗了大量水分，這時應該及時補充水分。由於鹽分會隨著汗液排出，所以喝水時加點鹽，能補充損失的鹽分，這有助於身體健康，以五百cc水加一克鹽爲宜。

90.白水沏茶喝，能活一百多

茶聖陸羽在《茶經》中說：「茶之爲飲，發乎神農氏，聞於魯周公。茶之爲用，味至寒，爲飲最宜。」

中國民間有這樣的健康諺語：「白水沏茶喝，能活一百多。」喝茶是一門大學問，有很多講究，比如四季有別，春飲花茶，夏飲綠茶，秋飲青茶，冬飲紅茶等。

爲什麼這樣說呢？

春季要飲花茶。因爲花茶能散發冬天積存在人體內的寒邪，濃郁的茶香，能促進人體陽氣產生。夏季要飲綠茶。因爲綠茶性味苦寒，有清熱、消暑、解毒、止渴、強心的功能。秋季要飲青茶。青茶不寒不熱，能夠消除體內餘熱，恢復津液。冬季要飲紅茶。紅茶味甘性溫，含豐富的蛋白質，能助消化，滋補身體。

我們提倡喝綠茶，因爲綠茶含有茶多酚，茶多酚不僅是一種很好的抗癌物質，還含有抗氧自由基的物質，有延緩衰老之功效。

我們主張喝綠茶最好，理由有三：

第一，綠茶可以防癌治癌，茶多酚只有綠茶裡有，紅茶、花茶都沒有。

中國是茶的故鄉，英語的「tea」就是漢語的音譯——有的方言區分不清「z」、「zh」這一組讀音。根據音韻學研究證明，漢語的這一組讀音，是從「D」「T」分化出來的。所以，「茶」可以放心地讀「cha」。

中國是最早講茶文化的，可是沒有日本人落實得好。日本開展「一杯茶」運動，規定每個學生一天必須喝一杯綠茶。理論依據是：四十八歲以上的人體內都有癌細胞。人體內爲什麼有癌細胞而不患癌症呢？這與喝綠茶有關。喝綠茶能夠推遲癌細胞分裂或阻止分裂。他們認爲，喝綠茶的人即使患上癌症，也比不喝綠茶的人推遲九年以上發作。並且，茶多酚比維生素E的抗氧化作用要強二十倍，所以大家都應該來喝綠茶。

許多人認爲飲料中「可口可樂」最好了。然而，好多研究飲料的學者認爲：在飲料世界，茶是最好的，茶中的極品就是綠茶。

第二，綠茶可以堅固牙齒。

很多人都喜歡購買含氟的牙膏，因爲氟能夠堅固牙齒。其實，綠茶就具有這種功能。在中國古典名著《紅樓夢》中，就有吃完飯用茶水漱口的描寫；大文學家蘇東坡在斑。

為什麼？目的就是為了堅固牙齒。用茶漱口的作用有堅固牙齒、預防蛀牙、消滅菌《東坡雜記》中說：他每天吃完飯後，就用中下等茶水漱口。

第三，綠茶能夠提高血管的韌性。

綠茶中含「茶丹靈」，這種物質能夠增加血管的韌性，防止血管破裂。很多腦血管破裂的主要原因，就是血管太脆了。如果血管的韌性很好，血管就不容易破裂。

最近一項調查發現，多喝綠茶者比不太喝綠茶的人，活到八十四歲的可能性高一些，這可能與綠茶的防癌及預防心臟病的效果有關。

綠茶作用如此之大，紅茶也不錯。福建武夷山出產的名茶「大紅袍」，享譽世界。福建一「大紅袍」廠家宣布：二〇〇八年北京奧運會，誰獲得第一塊金牌，就「贈送」大紅袍一兩。

武夷山「大紅袍」有「茶中狀元」之稱，堪稱國寶。大紅袍之所以名貴，是因為「大紅袍」樹齡已有千年，生長在九龍窠絕壁之上，僅有四株。每年五月十三到十五，人們架起高高的雲梯採摘。「大紅袍」產量極少，每年每棵樹的產量大約為十一兩，被視為稀世珍寶。而且製作工序全部由手工操作，工藝精湛。

由此可見，能得到一兩（五十克）大紅袍，是多麼大的榮譽！在武夷山，人們把年齡高的人不叫高壽、長壽，而叫「茶壽」，這其中就隱含著喝茶能夠延年益壽的意思。

茶有延緩細胞衰老、減少腫瘤、減少動脈硬化的功效，所以喝茶能延年益壽。《南部新書》記載：有個和尚，活到一百三十歲，身體還很硬朗。皇帝宣宗問他服什麼藥得以長壽，和尚回答：「僅嗜茶而已。」《左傳》記載，我國周朝就開始種茶，早在兩千多年前，我國人民就已經知道經常飲茶可以延年益壽了。

爲什麼飲茶會有這樣的功效呢？

現代醫學的解釋是：茶葉中的「茶多酚」類化合物，能清除導致衰老的自由基。茶具有抗癌作用，能抑制腫瘤的增殖，還能降膽固醇和血脂。綠茶的兒茶素具有明顯的降血脂作用。

另外，茶還具有抗氧化作用，中國農科院茶葉研究所研究發現，兒茶素對豬油的抗氧化指數爲一．七一，對亞油酸的抗氧化指數爲三．三，所以是天然抗氧化劑。

因此，只要每天堅持喝八至十克優質綠茶，並持之以恆，就能起到自然抗衰老的作用，所以健康諺語「白水沏茶喝，能活一百多」，值得好好推廣。

91.飲了空腹茶，疾病身上爬

毫無疑問，喝茶有許多好處，可是如果喝茶的時間和方法不對，不僅不會促進健康，還會適得其反。例如有些老年人嗜茶成癮，起床第一件事就是喝杯熱茶。起床便空腹喝茶是一種不良習慣。因爲茶葉含有咖啡鹼成分，空腹喝茶，腹中無物，茶水直入脘腹，有如「引狼入室」。如果腸道所吸收的咖啡鹼過多，會產生一時性腎上腺皮質功能亢進症狀，出現心慌、尿頻等不良反應。時間久了，還會影響人體對維生素B_1的吸收。所以自古以來就有「不飲空心茶」之說。

那麼，怎樣正確喝茶呢？這裡有幾句民間的「歌訣」：

空腹飲茶心裡慌，
隔夜飲茶脾胃傷；
過量飲茶人瘦黃，
淡茶溫飲保安康。

下面就對這首「歌訣」加以「解讀」：

1.不可空腹或飯後飲茶

空腹飲茶會稀釋胃液，降低消化功能，容易引起胃炎。空腹狀態，吸收率高，茶葉中某些不良成分就會被大量吸收到血液裡，因而引起頭暈、心慌、手腳無力、心神恍惚等症狀，這就是人們所謂的「醉茶」。

有人喜歡飯後立即飲茶，這也是不良習慣。研究發現：茶葉中含有大量單寧酸，如果飯後馬上飲茶，食物中的蛋白質、鐵質與單寧酸很容易發生凝集。特別是老年人，因腸胃功能下降，對這些凝固物難以消化吸收，勢必會減少對蛋白質、鐵質的吸收。資料表明，飯後飲茶，人體對食物中鐵的吸收量，至少會降低50%。時間久了，不僅降低了人體對食物營養的吸收，影響器官的多種生理功能，還容易引發缺鐵性貧血。

飲茶以現泡現飲爲好，茶水放久了，不僅會失去維生素等營養成分，而且易發餿變質，飲了易生病。

2.不飲隔夜茶

民間有這樣的說法：「隔夜茶，毒如蛇。」雖然有些誇大其詞，但正好說明隔夜茶的特點。

清代《閒居雜錄》有這樣一段記載：

驚蟄後至九月，凡茶水在几上經宿者不可飲。因守宮（壁虎）之性，見水則淫，每於水內相交，餘瀝遺入，為性最毒。如誤飲時，急覓地漿水解之，或吐或瀉，尚可救一二。掘地以冷水撥之，令濁，少頃取飲，謂之地漿。

這個故事很有意思，「隔夜茶」之所以「不可飲」，是因爲壁虎在裡面放了毒，頗有民間傳說的韻味。

現代科學研究證明，隔夜茶因時間過久，維生素大多已喪失，且茶中的蛋白質、醣類等會成爲細菌、黴菌繁殖的養料，很容易變質，所以不宜飲用。

可是，在醫療上，未變質的隔夜茶隔夜自有妙用。茶中含豐富的酸素，能阻止毛細血管出血，如口腔炎、舌癰、濕疹、牙齦出血、瘡口膿瘍等，都可以使用隔夜茶治療。眼睛帶血絲或常流淚，每天幾次用隔夜茶洗眼，也有較好療效。清晨刷牙前後或吃飯之後，用隔夜茶漱一下，頓感口氣清新，並有固齒作用。

3.不宜飲濃茶

其一：濃茶咖啡鹼含量很高，對大腦中樞神經刺激較大。因此，喝了濃茶，神經活動活躍，尤其在睡前喝濃茶，會影響睡眠，甚至造成失眠。

其二：濃茶中含過多的鞣酸，鞣酸能與人體中的維生素B反應，引起維生素B缺乏症。鞣酸還會使胃黏膜收縮，蛋白質凝集、沈澱，影響人的消化功能。

其三，濃茶還會減弱胃腸對鐵質的吸收，時間久了會引起貧血。

其四，濃茶中的茶多酚對乳汁有收斂作用，因此濃茶還會導致哺乳期婦女乳汁分泌減少。

其五，飲濃茶會使血壓升高，這與咖啡鹼活性物質有關。有些人飲茶後感到頭暈、頭痛，這可能就是血壓升高引起的。

下面幾種人不宜喝茶：

1.病後需靜養及甲狀腺亢進、結核病人。

2.活動性胃潰瘍、十二指腸潰瘍病人。

3.習慣性便秘者。

4.貧血患者。

92.喝茶不洗杯，閻王把命催

喝茶能夠促進健康，可是如果不經常把茶杯洗乾淨，於健康無益。我們發現，喜歡喝茶的人愛屋及烏，連茶杯裡厚厚的「茶垢」也喜歡，似乎這能顯示出自己是「愛茶」一族，愛好高雅。有的人甚至錯誤地認爲，有茶垢的茶具沖泡出來的茶味道更濃，更有價值。

醫學專家鄭重警告：茶垢對健康極爲不利，愛喝茶一定要勤洗杯。沒有喝完或存放時間較長的茶水，暴露在空氣中，茶葉中的茶多酚與茶銹中的金屬元素，在空氣中發生氧化作用，便會生成茶垢，附在茶具內壁，越積越厚。研究表明，在潮濕的環境中，茶水能夠很迅速氧化，生成褐色茶銹。茶銹有鎘、鉛、汞、砷等有害元素。對茶垢進行化驗發現，茶垢中還含有致癌物質，如亞硝酸鹽等，這些物質對健康構成了威脅。

喜歡喝茶的人由於「勤喝茶」，茶垢就隨著茶水不斷進入人的消化系統，與食物中的蛋白質、脂肪酸、維生素等結合成有害物質。這不僅阻礙了人體對營養的吸收和消化，也使人體器官受到不同程度的損害。

健康諺語「喝茶不洗杯，閻王把命催」，很形象地把不洗茶杯的危害描繪出來。因此，愛喝茶的人應該勤洗茶杯。

再教你幾招除垢小訣竅：茶杯裡沈積已久的茶垢，用牙膏反覆擦洗就能除淨；茶壺裡的茶垢，用加熱的米醋或用小蘇打浸泡一晝夜，再反覆沖洗，也能夠清洗乾淨。

93.儘量少喝酒，病魔繞道走

喝酒本來不是一件十惡不赦的事情，一個成年人每天喝少量的酒（每天每公斤體重，酒精的攝入量不超過〇・七克），特別是紅葡萄酒，有助於身體健康；但是過度飲酒（每天每公斤體重酒精的攝入量超過二・五克）則會促進衰老，誘發疾病和死亡。

英國癌症研究基金會對英國十二萬名男性醫生進行了長達三十年的研究，結果顯示：少量飲酒的人，要比戒酒的人平均壽命長兩年。同時還發現，每天喝酒在六杯以上者，最容易患肝硬化、肝癌、口腔癌、喉癌、支氣管炎和喉炎。喝酒越多，死亡機率越大。

中年人適量飲酒可以預防心臟病、延長壽命。哈佛大學的心臟病學家里德經研究發現：每天喝少量酒的人，體內抗血栓的自然物質t-PA的含量較高，而不喝酒的人體內這種物質的含量較低。

研究還發現：少量飲酒的人患心肌梗塞和中風的比例，比不飲酒或酗酒的人要低40%。原因可能是酒精能夠減少血栓的形成，防止低密度脂蛋白膽固醇氧化後侵蝕和堵塞動脈。

年輕時適量飲酒的人，即使歲數大了以後，大腦的反應依然敏捷。印第安大學的醫學基因學家克思斯琴做了一項實驗：對四千名男性雙胞胎進行了長達二十年的跟蹤研究。在這些人六十六至六十七歲時，克思斯琴對他們進行心理測試，結果發現每天適量喝酒的人，在大腦功能測試中的得分，比那些每天只喝一杯或不喝酒的人要高。

還有研究表明，少量飲酒還能提高記憶力、解決問題的能力和推理能力。

研究發現：酗酒是引起提早死亡的第三大原因（吸菸第一）。酒精會導致高血壓、心跳驟停、中風、胃癌、乳腺癌、前列腺癌、肝硬化以及意外事故和自殺。

有些人只喝酒，不吃下酒菜，也不吃飯，這是一種不良習慣。喝酒時如果不吃飯菜，會導致飲食中碳水化合物含量降低，可使肝細胞氧化含量增加，而這種肝細胞氧化的增加，容易導致脂肪肝的形成。飲酒時不吃飯菜，酒精中的乙醇對肝臟的毒性無疑會增加，造成乙醇性脂肪肝，因此喝了酒後，還應該再吃些飯菜。

孕婦飲酒會引起流產、胎兒酒精綜合症和新生兒畸形。兒童養成酗酒的壞習慣，不但荒廢學業、行爲異常，還容易走上犯罪的道路。美國有一千四百萬成年人嗜酒成性，中國大陸有三億酒民。這些人可以說是社會安全的隱患。

如果勸不喝酒的人爲了自身健康開始喝酒，這似乎有點匪夷所思，但是勸戒那些嗜酒成性的「酒徒」儘量控制飲酒，可是金玉良言。老年人最好針對性地選擇藥酒或紅葡萄酒，既可以享受酒文化的樂趣，又能調節生理功能，保護健康。

看來，酒對身體健康有兩重性：適量飲酒，有益健康；過度飲酒，會讓你提早喪命。

特別提醒：禁止青少年飲酒，哪怕是一點點也不行。

94.戒菸限酒，健康長久

「騰雲駕霧，酒中舞步」，這是很多人追逐的生活，少量的菸酒對身體無害，但過量就會損害身體健康。健康諺語說，「菸酒不沾，身體必健」，「菸酒無嗜好，準保身體壯」。古老而長新的諺語具有現代科學的元素。

醫學研究證明，吸菸時，人體血管易發生痙攣，造成局部器官血液供應減少，營養素和氧氣供給減少，特別是呼吸道黏膜得不到氧氣和養料供給，抗病能力也就隨之下降。研究表明，少量飲酒可以提高膽固醇含量，防止動脈硬化，促進纖維蛋白溶解，減少血小板凝集，促進血液循環通暢，進而減少血栓產生。每天飲一至三杯酒，可以預防腦中風、心肌梗塞等病發生。

在《本草綱目》中，李時珍說：「酒，天之美祿也，而曲之酒，少飲則活血行氣、壯神禦寒、消愁遣興。痛飲則傷神耗血、損胃亡精、生痰動火。」這說明喝酒利弊的界限在於「少飲」還是「痛飲」。李時珍還說：「若夫沈酒無度，醉以無常者，輕者致疾敗行，甚者喪邦亡家，而殞限軀命，其害可勝矣。」告誡飲酒無度者，飲酒過度不僅傷身害體，還誤家誤國。對於一般人來說，誤國那是談不上的，不過飲酒過量會對人產生如下危害：

1. 損害肝臟。酒精要透過肝臟分解和處理，在分解過程中，有相當數量的酒精轉化爲對人體有害的乙醛。這種物質會使肝細胞變性，纖維組織增生，嚴重損害肝臟功能，最終誘發中毒性肝炎和肝硬變。

2. 降低記憶力。經常酗酒會使腦神經不斷遭到破壞，從而使大腦各容積逐漸縮小，影響大腦功能，智力減退。

澳洲醫學家對酗酒者的大腦研究發現，經常大量飲酒的人中，有95％的人有大腦體積縮小的現象。專家推測，這可能是酒精導致大腦神經細胞死亡所引起的生理功能上的變化。

3. 經常大量飲酒，會引起酒精中毒、動脈硬化，誘發食道癌、胃癌等疾病。

4. 長期大量飲酒，會降低食欲，使人體所需的維生素、礦物質、蛋白質營養素供給不足，不利於維持各組織器官生長發育和生理功能的協調，從而損害人體健康。

因此，就算適合飲酒的人，也要少飲，不能痛飲。記住：「戒菸限酒，健康長久。」

95.飯後一支菸，害處大無邊

嗜菸者有一句「名言」：飯後一支菸，賽過活神仙。看到這句話，我們腦海裡會閃現出這樣一幅畫面：一個人叼著一根菸，悠閒自得地呑雲吐霧，眞的好似神仙一般呀。然而，醫學研究表明，人們在進食後立即吸菸，對人體健康危害極大。這句話應該換個說法：飯後一支菸，害處大無邊。

這是因爲菸草主要是由碳水化合物羧酸、色素、尼古丁、鏈烷烴、類脂物質等組成，吸菸時，香菸在不完全燃燒過程中，發生一系列的熱分解與熱合成的化學反應，形成大量新的物質，其有害成分達三千多種，其中主要有毒物質爲尼古丁、煙焦油、一氧化碳。

焦油是由好幾種物質混合成的物質，在肺中會濃縮成一種黏性物質。

尼古丁是一種難聞、味苦、無色透明的油質液體，揮發性強，在空氣中極易氧化成暗灰色，能迅速溶於水及酒精中，通過口鼻支氣管黏膜，很容易被機體吸收。人在吸菸時，菸卷中20%的尼古丁被人體吸入，對神經系統發生作用，能使心跳加快，血壓升高。

一氧化碳能夠促使動脈粥樣化累積，降低紅血球將氧輸送到全身的能力，這是造成許多心臟疾病的原因。

尼古丁和煙焦油是致癌物質，所以，吸菸較多的人易患肺癌、口腔癌、喉癌、食道癌和膀胱癌，還會導致慢性支氣管炎、肺炎及心臟病，增加高血壓的危險。

人在進食後，消化系統進入全面消化和吸收狀態，這時胃腸蠕動頻繁，血液循環加快，全身毛孔張開，而且排放一些多餘的熱能和加緊組織細胞的生物呼吸。如果這時候吸菸，煙霧中的有害物質會被肺部和全身組織大量吸收，給人體機能和組織帶來比平時吸菸大得多的傷害。

因此，這時吸一支菸的危害，相當於其他時候吸十支。飯後吸菸還可使膽汁分泌過多，使胰蛋白酶和碳酸鹽的分泌受抑制，影響食物的消化和吸收。

可見，吸菸對身體有百弊而無一利，「飯後一支菸，賽過活神仙」的說法是不科學的。吸菸的人應該堅決戒菸，一時不能戒掉的人要少吸菸，特別是不能在飯後吸菸。

96.多吃鹹鹽，少活十年

鹹鹽，也就是食鹽，通常稱爲鹽，是人體不可或缺的物質。因爲鹽的組成部分鈉離子和氯離子幾乎參與人體的所有活動，鈉離子爲人體神經細胞傳遞資訊，氯離子能在人體流淚流汗時發揮抗菌作用。

研究發現，人從海洋生物進化成兩棲類動物，再到陸地生動物，鹽始終都保持著體液平衡。鹽如此重要，可是需要就一點點，多了就不好了，所以廣爲流傳的健康諺語說：「多吃鹹鹽，少活十年。」

在古代，鹽是很珍貴的，是財富的象徵，被稱做「白色金子」。

瑞士醫學家巴拉賽爾蘇斯曾說：「人必須吃鹽……沒有鹽的地方，一切都會腐敗。」

專家研究發現，食鹽過多，對健康有害，會引起高血壓，對心、腦、腎等主要生命器官造成損害。

資料表明，日本北方居民每天吃鹽二十六克，高血壓的發病率爲40％；非洲部分地區的土著人，每天吃鹽十克，發病率為8.6％；愛斯基摩人每天吃鹽低於四克，未發現高血壓。所以歐美發達國家曾在二十世紀五〇年代發起「抗鹽運動」，要求人們少吃鹽。

現在各種醫學媒體仍在宣傳少食鹽有益健康。在為說紛紜的媒體宣傳中，人們對吃鹽有點怕了，有的甚至不敢吃鹽了。

鹽到底還要不要吃？

回答是肯定的，不可不吃，又不可多吃，就是「不鹹不淡」。

根據人的年齡及生理變化，對鹽的需求可分為下列情況：

1.嬰兒期

嬰兒時期，孩子的身體成長迅速，相對而言，對具有收縮性的鹽需求很低，因此不能隨意給嬰兒添加含鹽食品，否則就會給孩子的健康帶來危害。

2.青壯年期

青壯年時期，人們大部分時間都在學習、工作，因此每天都應該補充足夠的鹽，以提高心智和維持精神集中。

3.中老年期

隨著年齡的增加，對有些事物逐漸失去興趣，可能精神渙散，萎靡不振。為了預防這種現象發生，可以借助低鹽食品穩定情緒。

4.女性月經期

在月經前期，女性會出現膨脹感、沈重感、水分堆積增加、情緒不安、特別渴望甜食等症狀，減少鹽分能減緩這些症狀。

每個人每天吃多少鹽爲好呢？

世界衛生組織建議：一般人，每日食鹽量爲六至八克。中國居民飲食指南建議，每人每日食鹽量應少於六克。美國關於營養和人類需要委員會建議，有輕度高血壓者，應控制在四克；對中國患有心腦血管病者，這個標準也是適宜的。

每日食鹽的攝入量如何計算呢？

方法：買五百克食鹽後，記下購買日期，食鹽吃完後，再記下日期。五百克食鹽吃了多少天，用所吃鹽量除以吃鹽的天數，再除以家中就餐人數，就可得出人均粗略的食鹽攝入量。

另外還要注意，醬油也是我們飲食中鹽的另一主要來源。所以在計算食鹽量時，也應加上透過醬油所攝入的食鹽量，計算方法同上。醬油中食鹽含量爲18%左右，將醬油用量乘以18%，就可以得出人均透過食用醬油攝入的食鹽量。將此量加上食鹽量，便是每日人均的食鹽量。

一日三餐中，很多時候都沒有額外增加食鹽的必要，因爲在日常食品中，各類食品都含有或多或少的鹽分，如果再添加鹽分，容易過量。

如果在臨床上出現以下狀況，就是鹽分攝入過多的表現：

1.經常感覺緊張。

2.夜間經常磨牙。

3.經常口乾舌燥。

4.平時吃得太鹹，突然渴望甜食。

5.感覺牙關或口腔很緊，無法張開。

6.頸背僵硬疼痛，四肢沈重或腫脹。

7.血壓偏高，尿量減少。

這時應當立即減少食鹽的攝入量。

如果臨床上出現以下狀況，則是身體缺鹽的表現：

1.精神無法集中。

2.感到極端疲倦、衰弱。

3. 極易感冒、傷風或感染。

4. 平日經常攝取過多甜食。

這時可酌量添加一點鹽分食品，此時最好取自天然食物如豆豉、海帶、紫菜等。人每天攝取食鹽的多少，直接關係到人體的酸鹼平衡。所以，我們必須注意平時的日常飲食。

97. 甜言奪志，甜食壞齒

糖是三大營養素之一，是人體熱能的重要來源。適時適量的攝取糖分，能維持人體正常的生理功能和健康，或能救人於危難；如果食用過量，就會傷害身體，甚至誘發疾病。

世界衛生組織（WHO）曾調查了二十三個國家人口的死亡原因，得出結論：過量攝取糖分的危害，比吸菸的危害還要大。長期食用含糖量高的食物，會使人的壽命明顯縮短，並提出了「戒糖」的口號。

糖既是人體不可缺少的營養，又是對人體有害的物質，所以在吃糖時一定要適量適度。

糖有廣義和狹義之分。

廣義的糖，指各種可消化的碳水化合物，包括有甜味的糖和沒有甜味的澱粉；狹義的糖則指精製後的白糖和食品、飲料加工中常用的糖漿。對人體有危害的糖主要來自後者。

幾乎所有的甜味食品中，都含有大量用白糖或糖漿做成的甜味劑。所以，對一些喜歡吃甜點、餅乾、零食、飲料的人來說，每天至少能攝入一百克以上的白糖。但營養學家說：每天攝入糖的總量不應超過四十克，即不要超過每日攝入總碳水化合物的10％。

然而，在人們常吃的甜食中，一大勺果醬約含糖十五克，一罐可樂約含糖二十七克，三小塊巧克力約含糖九克，一支蛋卷冰淇淋約含糖十克，幾塊餅乾約含糖十克。要想把糖的攝入量控制在四十克之內，對愛吃甜食的人來說，簡直是不可能的。

調查表明：甜味是人類出生後首先接受和追尋的味道，喜歡吃甜食是人的本能之一。嗜甜與吸毒一樣，會在生理和心理上造成對糖的依賴。

大量的醫學實驗證明，含糖量高的甜食，對大腦的危害作用和毒品不相上下。醫學家在對動物的實驗中發現：經常給動物吃大量的甜食，就會刺激它們大腦中類鴉片類物質的產生，令它們感到快樂。一旦停止甜食供應，它們就會感到痛苦。

我們應該有選擇的攝取糖分，即想吃甜食，又想保持健康，建議您選擇以下幾種糖：

1.紅糖。紅糖也叫「黑糖」、「褐糖」，含有較多的鐵、鈣、鉀、鎂等礦物質，營養價值很高，有利於保持人體內酸鹼平衡。中醫還認爲，紅糖有活血散瘀、溫中散寒等作用。但是紅糖性溫，經常上火、口乾舌燥的人應當少吃。

2.低聚糖。如低聚果糖、低聚乳糖、低聚麥芽糖等。這些糖熱量低，被稱爲「雙歧因子」，能促進體內有益菌的生長，抑制腸道致病菌和腐敗菌增殖。

3.糖醇類甜味劑。包括木糖醇、山梨糖醇、甘露糖醇、麥芽糖醇等。它們能量低，不會引起齲齒，不會導致血糖升高，屬於健康甜味劑。但每天的食用量最好不要超過二十克，因爲它們會促進腸道蠕動，過量食用能引起輕度腹瀉。

那麼，什麼時候吃糖對身體有好處呢？

1.運動前。人在運動時要消耗大量能量，而運動前又不宜吃得太飽，這時，適量吃些甜食，可供應人在運動時所需的能量。

2.過於疲勞與饑餓時。這時體內熱能失去過多，人體虛弱，吃些甜食，甜食中的糖分比一般食物能更快地被血液吸收，迅速補充體能。

3.頭暈噁心時。這時喝一點糖分高的水，可提高血糖，增強抗病能力。

4.糖尿病低血糖時。糖尿病人由於過分控制糖分攝取而血糖太低，導致休克，這時喝點糖水或甜性飲料，可以幫助患者度過危機。

5.嘔吐或腹瀉時。這時病人腸胃功能紊亂，並伴隨脫水症狀，如喝一些鹽、糖水，能儘快恢復腸胃功能。

但在以下的情況吃甜食，會對身體不利。

1.飽餐後。吃甜食最易增加體重，且過多的糖會刺激胰腺過度分泌胰島素，久之則易引發糖尿病。

2.睡前、飯前。將甜食當做每日的常規食品，容易導致牙病、食欲下降和肥胖。

3.運動後。吃甜食，當時雖有減輕疲勞、解渴之感，但過後卻會引起倦怠、食欲不振等症狀。因爲運動後吃過多的甜食，甜食中的糖分在體內要轉變爲能量，需要消耗大量的維生素B_1，所以會使人感到倦怠和食欲不振，還會影響體力的恢復。

過多攝入糖分對兒童的危害極大。大多數小孩子都喜歡吃糖，而大多數家長也放任孩子吃糖果及含糖較高的食物。糖當然是孩子成長發育所必需的營養，但是攝入過多，危害也是多方面的。如下所述。

1.易患齲齒。小孩子吃完糖又不及時漱口，極易患齲齒及其他口腔疾病。

2.營養得不到充分吸收。兒童經常吃糖，特別是空肚子吃糖，會損害機體對蛋白質等營養物質的吸收，影響身體和智力發育。因爲糖和蛋白質結合，會改變蛋白質的分子結構，使蛋白質變成一種凝聚的物質，不僅營養價值下降，而且難於吸收。

3.降低免疫力。經常吃糖會使正常的弱鹼性體質變成酸性體質，而酸性體質容易引發各種疾病，兒童防預疾病的能力還比較弱，所以極易感染瘡、癤、扁桃腺炎等疾病。

4.影響大腦功能。吃糖太多，會打亂體液的酸鹼平衡，改變血液中的PH值，使神經系統處於抵制狀態。輕者疲倦困乏，對周圍事物不感興趣；重者思維遲鈍，注意力渙散，昏昏欲睡，影響學習。

5.容易骨折。由於糖分過多進入體內，機體爲維持平衡，不得不動員大部分鈣質去中和糖分，於是進入骨骼的鈣就少了。孩子正處在長身體階段，如果新生的骨骼鈣化不足，就會造成骨骼質地軟、密度低，抗外力能力就弱，極易發生骨折。

醫學研究還表明，長期過量攝取糖分的人容易患眼病，最常見的有以下幾種：

1.近視眼。甜食裡的糖分在消化、吸收和代謝過程中會產生大量酸性物質，與人體內的鈣中和，造成血鈣減少。一旦缺鈣，眼球壁的彈性就會降低，眼軸伸長，引起眼內房水的滲透壓改變，使晶狀體凸出，影像模糊，形成近視眼。

2.視神經炎。過量進食糖類，會使體內維生素B_1消耗過多，而維生素B_1一旦缺乏，就會導致神經系統病變，較多見的是球後視神經炎。所以，青少年不要偏食，尤其不要偏食高糖食物，要多吃蔬菜、水果，或者適當補充一些維生素B_1片劑。

3.白內障。調查發現，老年性白內障患者中，有三分之一的人酷愛甜食。更進一步的研究認爲，老年性白內障的發病與葡萄糖代謝障礙有關。因此，老年人要改變嗜甜的飲食習慣。

98.吃藥不忌嘴，跑斷醫生腿

在民間健康諺語中有「吃藥不忌嘴，跑斷醫生腿」、「吃藥不忌口，醫生跟著走」、「吃藥不忌嘴，大夫跑斷腿」等說法。

「忌嘴」、「忌口」是中醫比較常見的詞語，不少中醫文獻中都有忌口的記載，在民間廣爲流傳。比如治痢疾時忌食油腥物；治療胃病忌辛辣食物；治療感冒就應以清淡飲食爲主；肝癌患者忌食油炸食品和酒等等。

但是，一些忌口並沒有科學依據，非常盲目。

例如，有一位腫瘤病人去診所就診，說自己食欲差，要求醫生給他開一些開胃的中藥。醫生問他每天的飲食情況，結果讓醫生大吃一驚：這位病人幾乎天天喝稀飯、吃醬菜。

醫生問他爲什麼不吃些雞、魚、蛋等食物，病人說：「家裡人說這些都是『發物』，吃了會加重病情，不讓我吃。」

醫生問：「那你想不想吃？」

他說：「當然想吃了。」

醫生說：「其實你胃口很好，根本不用服藥，只要控制好吃『發物』的量就可以了。」

「發物」一般指無鱗魚及蝦、蟹、海參、羊肉、牛肉、香椿等一些高蛋白質和高營養的食物。營養學家指出，「發物」可刺激機體產生激發反應，喚醒機體免疫力，促進生理功能的恢復和提高。例如泥鰍含蛋白質、脂肪、鈣、磷、鐵、多種維生素等，是保肝護肝之佳品，急、慢性肝炎病人應該多吃；海參、海藻、烏賊等，不僅是常吃的食品，也是抗癌治療中常用藥物；香椿具有澀腸止血、燥濕、固精等功效，故適用於便血、痔瘡、腸炎、痢疾、婦女赤白帶下、遺精等疾病。

所以，認為「發物」會引起疾病復發或加重病情的說法毫無根據。

在這裡，我們要提醒病人及其家屬，吃中藥忌口是必要的，但要針對具體情況，講究科學。

以腫瘤病人為例：

腫瘤會消耗體內大量營養，病人如果不及時補充營養，就會出現不同程度的營養障礙，這對病人的治療效果影響很大。合理的營養與飲食是機體生長發育、修復組織損傷、產生機體抵抗力、維持正常生理功能的基礎，是病人康復的必要條件。

中醫有「辨證施食」之說。

辨證施食即飲食療法，即根據病人的病情、病性決定忌口。病人對食物的選擇，要根據食物本身的四氣五味和歸經，結合疾病情況及天時氣候、地理環境、生活習慣諸多因素實行辨證施食。

中醫理論強調治病要「以食爲養」，不能「唯藥是治」。中醫認爲「藥食同源」，藥物和食物都具有寒涼溫熱四氣，辛甘酸苦鹹五味。食物除了能養身之外，還可以治療疾病。中藥中的生薑、蔥白、大棗、龍眼、山藥、百合、赤小豆等，就是人們日常生活中的食物。我們把那些既可食用又可入藥的動植物，叫做「食物中藥」。

古代有很多專門記載這種方便群眾的食物中藥治療疾病的醫藥書籍。如唐朝孟詵的《食療本草》、南唐時期陳士良的《食性本草》、明朝汪穎的《食物本草》等。

中醫根據「寒者熱之、熱者寒之」的治療原則選擇食物或忌口。

如病人症候屬寒者，就要禁忌寒性食物，如鴨、蘆筍、藕、西瓜、梨、綠豆等；病人症候屬熱性者，需禁忌熱性食物，如羊肉、狗肉、蝦、黃鱔、蔥、薑、大蒜、辣椒、橘子、荔枝等；平素脾腎陽虛容易腹瀉者，應忌食生冷油膩不易消化的食物；肺胃陰虛、口乾舌紅者，切忌辛熱香燥食物等。

服藥後之所以忌口，是因爲一些食物會增強某些藥物的藥性，或降低某些藥物的功效。這與民間忌食一切「發物」截然不同。但是，現實生活中人們往往把中醫的忌口與民間忌食混同起來，這是對中醫忌口的誤解。

99.欲得長生，腸中常清

「欲得長生，腸中常清」，意思是每天要定時排便，排除體內的垃圾和毒素。從中醫觀點看，一些疾病的發生與體內毒素不能及時排出有一定關係。例如，衰老與便秘密切相關，長期反覆便秘不利於健康，容易發生疾病，加速衰老的進程。

現代醫學認爲，腸存在大量細菌。人體攝入的食物經咀嚼和胃腸消化成爲食糜，在腸道經細菌發酵分解的產物中，含有一系列有毒物質，如醛類、酮類、氨等。如果不及時排出這些毒素，這些毒素若被腸道重新吸收進入血液循環，就會給健康帶來危害，甚至誘發惡性疾病。

腸中不清的最大危害就是造成便秘，便秘會造成許多疾病。例如，

膽結石：體內的膽固醇會隨著大便排出體外，而便秘者排便受阻，膽固醇不能及時排除，至使多餘的膽固醇沈積在膽囊中，形成膽結石。另外，膽固醇不能及時排除，血液中膽固醇含量就會上升，血管易受膽固醇侵襲而發生硬化，使得血管硬化，管徑變細，外周阻力增加，引發高血壓。

腸癌：調查發現，大多數腸癌患者都有較長時間的便秘史。由於糞便中有多種致癌物，如膽汁酸的分解物，就有很強的滲透性和致癌力，如不及時排除體外，腸道黏膜與致癌物的接觸時間過長，就會導致腸癌。

心律不齊：便秘者會想盡辦法排便，例如服用大黃、元明粉、番瀉葉等瀉藥。服了瀉藥，排便倒是暢通了，殊不知瀉藥會造成體內電解質紊亂，特別是番瀉葉，用之不當可急瀉，引起脫水、虛脫、血鎂、血鉀下降。而血鎂、血鉀下降會誘發早搏、心動過速等心律不齊。

要保持「腸中常清」，應該從以下幾方面著手：

1. 多吃植物性食物

飲食中應該有足夠的含植物纖維素較多的粗質蔬菜、水果等，因此要適量食用粗糙多渣的雜糧，如糙米、山芋、綠豆、涼粉、薯類、玉米、燕麥片等。多食各種新鮮瓜果和蔬菜，尤其是西瓜、香蕉、梨、蘋果、苦瓜、黃瓜、荸薺、白菜、芹菜、絲瓜、黃花菜等。

少吃肉類和動物內臟等高蛋白、高膽固醇食物，少吃辛辣刺激性食物。要適當地吃一些富含油脂類的乾果，如松子、芝麻、核桃仁、花生等。

2. 多吃高纖維食物

纖維能增進腸道蠕動、縮短食物通過的時間，使食物中所含的有害物質接觸腸黏膜的機會減少。同時，不可溶性纖維可以吸收部分有害物質，減少毒害，使大腸癌發生的機會大大減少。

綠色蔬菜中的纖維有清腸作用。生菜、芥菜、胡蘿蔔、芹菜等新鮮蔬菜，最好當主食來吃，這些攝取葉綠素、胡蘿蔔素、維生素、纖維多的蔬菜，具有調理腸胃的意義，而且能達到減肥的功效。

值得注意的是，煮青菜時最好不要切斷，整棵蔬菜能保持纖維的完整。長纖維吃的時候，一定要細嚼才能下嚥，這樣才能讓唾液自然分泌來幫助消化。同時，青菜的纖維組織沒有破壞，可以有效活躍腸功能，改善消化不良狀況。

3. 養成規律排便的習慣

元代名醫朱丹溪提倡「倒倉法」。「倒倉」就是及時排出腸中的糟粕物，吐故納新，保持胃腸道的清潔。還有醫家提出清晨飲一杯清水後慢跑，使清水洗刷胃腸。此外，用少許大黃泡茶，可潤腸緩瀉，促使排便。

大腸水療也是治療便秘的好方法。

大腸水療就是用水（而不是使用藥物或化學製劑）對大腸內部進行清洗。這一方法最適合便秘患者。患者透過一定療程的大腸水療，除了徹底軟化清除大腸內的硬結大便外，還可以軟化清除腸黏膜表面的硬結層，恢復腸黏膜的正常分泌，促進結腸地蠕動，使排便功能恢復正常，達到治療目的。

100. 垃圾食品危害多，遠離方能保健康

著名健康專家齊伯力教授說：「現在很多人常吃漢堡、麥當勞，這些速食雖然很衛生，但是不合乎營養，美國人稱之爲『垃圾食品』。我見到過麥當勞的老闆，他說：『我不怕到中國去開拓市場，我的願望只是要一個人吃一個漢堡，就是十三億個。』由此看來，我們的保健意識不高就要上當。」

在西方國家，很多人都把麥當勞等洋速食稱爲「垃圾食品」或「死亡食品」，其原因就是這種食品「雖然很衛生，但是不合乎營養」。我們很多人之所以「爲嘴傷身」，就是因爲沒有必要的健康知識。因此每個人都應該學習有關保健的知識。

在大城市裡，隨處都可見「洋速食」、「洋餐館」。有人曾經說，無論到哪一個國家，你可能看不見這個國家的國旗，可是你一定會看到「麥當勞」、「肯德基」。這是事實。

在中國，只要有「麥當勞」、「肯德基」的地方，就顯得格外繁華，而沒有「麥當勞」、「肯德基」的地方，就顯得冷冷清清，不夠檔次。這些洋速食不僅賺去我們的辛

苦錢，還「賺」去了我們的健康。

科學研究發現，這些「洋食品」中含有大量的脂肪。

脂肪分為兩類：一類是對健康有利的「好脂肪」，食品學上稱為歐米加．六脂肪酸；一類是對健康不利的「壞脂肪」，如歐米加．三脂肪酸等。「好脂肪」能夠促進身體健康，而我們看到的吃到的「麥當勞」、「肯德基」裡面所含的大部分脂肪都是「壞脂肪」，有礙健康。

現代人之所以會生許多「文明病」，和我們的生活方式有極大關係，其中飲食起到決定作用。

隨著西餐的普及，人們飲食習慣逐漸西化，這種「西化」的結果是讓我們攝取的「好脂肪」越來越少了。照這樣下去，說不定哪一天你的身體就會變成「垃圾身體」！

西方的食品是按照西方人的體質設計的，而中西方人的體質有很大差異，所以，我們提倡吃中式飲食。

營養學家研究發現，中餐具有明顯的降低心臟病、糖尿病及癌症等疾病的發病率的作用，而以肉食為主的西式飲食，恰恰是引發這些疾病的禍根。

調查發現，中國人每天攝入的動物蛋白質只有7％左右，而歐美人則高達70％。所以，中國人血液中的膽固醇含量爲八十八至一百六十五毫克每毫升，歐美人血液中的含量高達一百五十五至二百七十四毫克每毫升，而高膽固醇最容易導致心血管疾病、直腸癌等。

那麼「垃圾食品」都包括哪些食品呢？

據國際營養學會調查研究，以下幾種食品都屬「垃圾食品」。

1.熏烤類食品。食物在熏烤過程中，可產生某些致癌物質。如果人體抵抗力下降，又經常吃熏烤類食品，就會增加患癌症的可能性。

2.油炸類食品。這類食品含脂肪量過高，一次食入較多的高脂肪食物，胃腸道難以承受，容易引起消化不良，還易誘發膽胰疾病的復發或加重，嚴重的還可增加患癌症的危險性。

3.醃漬類食品。醃漬食品一般含鹽較高，維生素含量低，還含有亞硝酸類致癌物質。這些物質對身體都是有害處的。

4.冰鎮類食品。冰鎮食品進入胃後，會導致胃液分泌下降，容易引起胃腸道疾病，甚至還會誘發心絞痛、心肌梗塞等疾病，對心血管患者特別不利。

5.甜食類食品。甜食類含糖量高，可使人肥胖，並能引起血脂增高，對有動脈硬化傾向和糖尿病的人特別不利。老年人要特別注意。

6.動物血類食品。不少人喜歡食動物血，以爲動物血是好補品，其實這種食品不宜多吃，因爲吃動物血會使膽固醇增高，血脂升高。

7.動物內臟類食品。動物的腦肝腎等含膽固醇甚高，如經常吃這類食品，就會導致膽固醇增高，血脂升高。

8.過期食品。過期食品會產生各種有害物質，吃了對健康有害。有些食品保質期短，過期又不易被發覺，所以建議大家不要一次買很多食品，以防過期。

還有一些食品，雖然不在「垃圾食品」之列，但也不宜多吃。

1.皮蛋。製作皮蛋的原料中，有的含有一定量的鉛，經常吃會引起鉛中毒。即使是所謂的「無鉛皮蛋」，這也可能是商家爲了擴大銷路的謊言，不可輕信。

2.臭豆腐。臭豆腐中含有大量的揮發性鹽基氨及硫化氫，對人體有害。

3.葵花籽。葵花籽中含有不飽和脂肪酸，消耗體內大量的膽鹼，影響肝細胞功能，所以不能一次吃太多，否則對身體有害。

4.臘腸。臘腸中含有很多肥肉，所以脂肪含量極高，吃多了會導致肥胖。

5.元宵。元宵本來是正月十五吃的食品，可是隨著食品文化的發展，元宵、湯圓已不只是在節日裡才能吃到的食品，而且種類繁多，工藝精湛，讓人一看就覺得味道一定好極了，不免垂涎欲滴。

元宵雖然好吃，但不宜多吃。做元宵的糯米麵黏性很強，其所含的支鏈澱粉，遇熱極易糊化，不利消化。有些元宵的餡含糖量較高，患有糖尿病、高血壓、胃酸過多、消化不良等症的人，最好別吃元宵。

6.粽子。我國有端午節吃粽子的傳統習俗。吃粽子也分人，有些人就不宜吃粽子。如，

老人和兒童：用糯米製成的粽子，黏性大，老人和兒童如過量進食，極易造成消化不良，以及由此產生的胃酸過多、腹脹、腹痛、腹瀉等症狀。

胃腸道病患者：粽子蒸熟後會，釋放出一種膠性物質，吃後會增加消化系統的負荷。粽子中的糯米，性溫滯氣，含植物纖維既多又長，吃多了會加重胃腸負擔。

糖尿病患者：粽子中常有含糖量很高的紅棗、豆沙等，吃時還要加糖，如果不加節制，就會損害胰腺功能，引起患者血糖和尿糖迅速上升，加重病情，甚至出現昏迷、中毒等現象，搶救不及時還會有生命危險。

國家圖書館出版品預行編目資料

健康百診：這樣做 健康又長壽 / 李恆有, 顧代明
編著. -- 初版. -- 新北市：華夏出版有限公司,
2023.07
面； 公分. --（Sunny 文庫；288）
ISBN 978-626-7134-84-9（平裝）
1.CST：健康法

411.1 111021615

Sunny 文庫 288
健康百診：這樣做 健康又長壽

編　著　李恆有 顧代明
印　刷　百通科技股份有限公司
電話：02-86926066 傳真：02-86926016
出　版　華夏出版有限公司
220 新北市板橋區縣民大道 3 段 93 巷 30 弄 25 號 1 樓
電話：02-32343788 傳真：02-22234544
E-mail：pftwsdom@ms7.hinet.net
總 經 銷　貿騰發賣股份有限公司
新北市 235 中和區立德街 136 號 6 樓
電話：02-82275988 傳真：02-82275989
網址：www.namode.com
版　次　2023 年 7 月初版一刷
特　價　新台幣 460 元（缺頁或破損的書，請寄回更換）

ISBN-13：978-626-7134-84-9